HYGIÈNE

ÉCOLES

ÉCLAIRE LA CONSERVATION

LA SANTÉ

SAUCEROTTE

PUBLIQUE.

ÉDITION.

PARIS.

LIBRAIRIE CLASSIQUES

DELALAIN et FILS

VIS-A-VIS DE LA SORBONNE.

PETIT COURS

DE SCIENCES USUELLES.

HYGIÈNE.

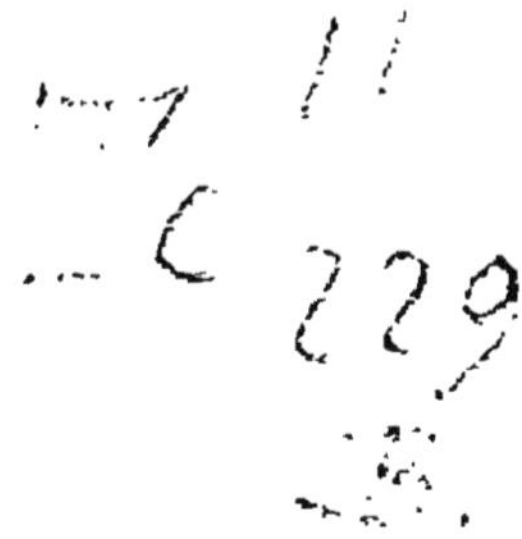

Petit Cours de Sciences usuelles, à l'usage des écoles primaires et des pensionnats, par *M. le docteur Saucerotte*, officier de l'instruction publique :

Petite Physique des Écoles, simples notions sur les applications les plus utiles de cette science aux usages de la vie : troisième édition ; in-18, avec gravures dans le texte.

Petite Histoire Naturelle des Écoles, simples notions sur les minéraux, les plantes et les animaux qu'il est le plus utile de connaître : cinquième édition ; in-18, avec gravures dans le texte.

Petite Agriculture des Écoles, simples notions sur les principales opérations agricoles et la culture des champs et des jardins ; in-18.

Petite Hygiène des Écoles, simples notions sur les soins que réclame la conservation de la santé : cinquième édition ; in-18.

PETITE HYGIÈNE

DES ÉCOLES

SIMPLES NOTIONS
SUR LES SOINS QUE RÉCLAME LA CONSERVATION
DE LA SANTÉ.

Par M. le docteur SAUCEROTTE
OFFICIER DE L'INSTRUCTION PUBLIQUE.

CINQUIÈME ÉDITION.

PARIS.
IMPRIMERIE ET LIBRAIRIE CLASSIQUES
De JULES DELALAIN et FILS
RUE DES ÉCOLES, VIS-A-VIS DE LA SORBONNE.

M DCCC LXVI.

AVERTISSEMENT

DE LA QUATRIÈME ÉDITION.

Il y a aujourd'hui plus de vingt ans que je publiai pour la première fois, à mon entrée dans la carrière médicale, cette Petite Hygiène, à laquelle une société non moins recommandable par le bien qu'elle a accompli que par les hommes illustres qu'elle comptait dans son sein, daignait accorder son suffrage. Désirant faire tourner à l'avantage de mes lecteurs les fruits d'une plus longue expérience en matière de science et d'enseignement, j'ai fait de cette édition un ouvrage en quelque sorte

1. *Petite Hygiène.*

nouveau, et plus spécialement adapté à l'enseignement élémentaire. Tout ce qui se trouve dans la loi de 1850 sur l'enseignement[1] et dans les programmes publiés par l'Université y a sa réponse ; tout ce qui intéresse la santé ou l'existence de l'enfant dans le présent et dans l'avenir y a trouvé sa place. Ainsi, je n'ai pas seulement traité de l'action des agents naturels sur nos organes, mais encore des causes d'accidents qui menacent journellement la vie ; j'ai signalé le danger des préjugés et des erreurs de toute sorte qui compromettent notre santé ; enfin je me suis efforcé d'enseigner la prévoyance, cette

1. On sait que l'article 11, titre II de cette loi, met les notions élémentaires d'hygiène au nombre des matières comprises dans l'enseignement.

qualité qui fait si souvent défaut aux classes laborieuses en matière d'hygiène, hélas! comme en beaucoup d'autres.

Telle était l'importance que les peuples anciens les plus renommés pour la sagesse de leurs lois attribuaient à l'hygiène, qu'ils firent constamment entrer ses prescriptions dans leurs institutions civiles et religieuses. C'est que ces peuples avaient compris que cette science a un but éminemment social, la conservation de l'homme et le perfectionnement de l'espèce. Si dans la suite, et pour des causes diverses qu'il serait trop long d'énumérer ici, l'hygiène fut trop souvent oubliée, grâce aux progrès des connaissances humaines et au perfectionnement général des lumières, elle a reconquis de nos jours le rang qui lui appartient dans la civilisation. Une foule d'actes, de règlements, les lois sur les logements insalubres, sur le travail des enfants dans les fabriques, sur les falsifications des aliments et des boissons, etc.; la création des conseils de salubrité, celle des cités ouvrières, ces grands travaux d'assainissement exécutés dans nos villes, et dont les populations nécessiteuses sont les premières à profiter, tout témoigne de la sollicitude du gouvernement pour ces importantes questions de santé publique. Aussi les épidémies qui moissonnaient naguère les populations sont-elles de plus en plus rares, de moins en moins meurtrières, et la vie moyenne de l'homme, qui n'était au seizième siècle que de dix-huit ans, est-elle aujourd'hui de trente-neuf ans.

Mais ce n'est pas tout, et l'on n'aurait atteint qu'à demi le but, si à ces excellentes mesures d'hygiène *publique* ne se joignaient les utiles enseignements de l'hygiène *privée*, seuls propres à nous faire acquérir ces habitudes de prévoyance, d'ordre, de tempérance, si nécessaires dans toutes les conditions; enseignements sans lesquels l'homme livré à tous les dangers de l'ignorance, à tous les préjugés de la routine, se trouve désarmé contre ces infirmités redoutables qui rendent le travail impossible à ceux qui ne vivaient que par lui.

Mais ici l'administration est impuissante, car elle ne peut réglementer la vie privée : c'est à chacun de nous à faire son devoir ; c'est à MM. les instituteurs qu'il appartient surtout d'éclairer sur leurs plus pressants intérêts les jeunes générations dont ils sont les premiers guides dans la vie. Ils n'auraient pas accompli complétement leur tâche si, en donnant leurs soins à la santé de l'âme, ils négligeaient entièrement celle du corps; car l'une et l'autre se tiennent : toutes deux sont nécessaires pour atteindre notre fin dans ce monde, toutes deux sont des conditions inséparables de notre bonheur. A quoi servirait, en effet, l'instruction à celui que la maladie empêcherait d'en profiter? La santé de l'enfant, qu'on ne l'oublie pas, c'est dans l'avenir celle d'une famille qui devra trouver dans un corps vigoureux, dans des bras robustes, le pain nécessaire à son existence. De quel prix n'est-elle pas surtout pour ces populations rurales le plus souvent éloignées des secours de la médecine! Il n'est pas de conditions d'ailleurs dans laquelle se préserver ne vaille mieux que guérir. S'il est beaucoup de malheureux qui manquent du nécessaire, et pour lesquels l'hygiène est à bien des égards une chimère, le moyen d'en diminuer le nombre c'est d'enseigner la prévoyance, c'est d'éclairer les populations sur leurs vrais besoins; car misère et ignorance se donnent la main. Et puis, s'il faut peu de chose pour le bonheur, peu de choses aussi suffisent à la conservation de la santé. Quand on dit, sans beaucoup de fondement, que l'hygiène n'est qu'à l'usage des riches, c'est qu'on entend parler d'une foule de raffinements, de délicatesses, qui n'en constituent nullement le fond. Observer les préceptes de l'hygiène, ce n'est pas non plus s'imposer mille précautions gênantes ou se soumettre à un régime de malade. Ce n'est, d'ailleurs, ni par faiblesse, ni par sensualité, ni par crainte de la douleur qu'on doit soigner sa santé, c'est par devoir. Enfin ce ne serait pas une moindre erreur de croire que l'instinct suffit à l'homme, comme il suffit à la brute, pour discerner ses vrais besoins, et savoir comment il doit les satisfaire en vue de sa conservation. L'instinct, loin d'être pour nous un guide infaillible, a besoin, pour ne pas nous égarer, d'être dirigé par la raison.

Ce n'est qu'après un long apprentissage que l'homme sait ce qu'il lui importe de connaître à cet égard, et la science peut seule lui apprendre à discerner les causes des maladies et les moyens propres à fortifier son organisation.

En terminant ces réflexions, j'ajouterai quelques mots, spécialement destinés à MM. les instituteurs, sur le régime sanitaire des écoles.

Quoique l'éducation domestique puisse seule assurer à l'enfant une constitution robuste, néanmoins l'instituteur a, dans cette tâche, nous venons de le voir, une part qui a aussi son importance : il doit veiller, avant tout, à ce que le temps passé à l'école au profit de l'intelligence ne le soit pas au détriment du corps.

Deux ordres de causes peuvent influer d'une manière funeste sur la santé des jeunes êtres qui lui sont confiés. Premièrement, un grand rassemblement d'individus dans un même local a toujours pour effet de vicier l'air qu'on y respire, et dont la pureté est si nécessaire à l'entretien de la santé. La malpropreté d'un grand nombre d'écoliers, l'insuffisance, par malheur trop fréquente, des salles où on les entasse, augmentent encore cette cause d'insalubrité, à laquelle on est d'ailleurs plus sensible dans l'enfance qu'à tout autre âge. Il faut donc renouveler fréquemment et en toute saison l'air de l'école, y établir des ventilateurs, et, quand les enfants sont sortis, des courants d'air qui emportent toutes les émanations malsaines.

Cette précaution si simple est une de celles auxquelles les instituteurs ne devraient jamais manquer.

Il y aurait aussi beaucoup d'inconvénients à attendre, pour nettoyer les planchers, qu'ils se fussent imprégnés des ordures qu'on y apporte. Qu'on y fasse donc de fréquents lavages avec de la lessive de cendres. Il vaudrait mieux encore avoir des carreaux ou des briques, si l'on pouvait chauffer suffisamment la salle en hiver. Enfin, il n'est pas jusqu'aux murs qu'il importe de tenir propres, beaucoup moins encore pour l'œil que pour la salubrité. Le moyen le plus salutaire, comme le plus économique, est de les blanchir à l'eau de chaux; cette opération devrait se faire une fois l'an, aux vacances.

La fonte échauffée occasionne souvent des maux de tête; il ne faut donc pas faire asseoir les enfants trop près des fourneaux. Une précaution bonne à prendre, c'est de placer sur ces meubles une grande jatte d'eau, qui, en s'évaporant, diminue la sécheresse produite par le feu.

La malpropreté d'un grand nombre d'enfants est une cause bien affligeante d'insalubrité. La misère des parents est sans doute un obstacle à ce qu'on puisse la faire disparaître totalement; néanmoins, il est des habitudes de propreté qu'il est permis de contracter dans toutes les positions; et, par exemple, en ce qui le concerne, l'instituteur ne doit pas permettre que les enfants viennent à l'école avec les pieds ou les mains, la figure ou les cheveux malpropres. Il doit comprendre que la propreté est liée étroitement à la discipline, cette âme des bonnes études; car l'enfant malpropre et en désordre sur lui porte le même désordre dans ses cahiers, la même malpropreté dans ses livres; rarement on voit un bon écolier ne pas offrir sur sa personne l'ordre qu'il porte dans sa conduite. C'est assez dire combien l'instituteur doit être sévère pour lui-même à cet égard, et veiller à ce que son extérieur n'ôte pas à ses recommandations le poids de l'exemple.

L'administration interdit à tout enfant non vacciné l'entrée des écoles. Ce règlement sera toujours strictement observé, quand on songera quelle responsabilité on assume sur soi par son inobservation, et de quels malheurs on serait la cause si on laissait un enfant apporter dans une école le germe contagieux d'un mal aussi terrible que la petite vérole. Les maladies contagieuses, celles qui occupent la peau particulièrement, et en première ligne la teigne, la gale, certaines dartres, sont des motifs qui doivent faire interdire l'entrée des écoles à l'enfant jusqu'à sa guérison. Il est quelques autres maladies pour lesquelles il est également utile de prononcer une suspension provisoire : telle est la coqueluche, qui se contracte en respirant le même air.

PETITE HYGIÈNE

DES ÉCOLES.

INTRODUCTION.

Des nombreux dons que nous a faits la bonté divine, le plus précieux de tous, après la santé de l'âme, c'est la santé du corps. C'est à la vertu que nous devons l'une : c'est à l'hygiène qu'il faut demander l'autre.

L'*hygiène* est la science qui nous enseigne les moyens de conserver la santé et d'éviter les causes de maladies.

Petit ou grand, riche ou pauvre, nul ne peut se passer de la santé; tant vaut la santé, tant vaut la vie. La santé rend le travail facile et léger : c'est le capital du travailleur; en la perdant il perd les moyens de vivre. C'est donc la chose dont nous devons être le plus économes. Par malheur, c'est aussi de tous les biens celui que nous sommes le plus en danger de perdre. Tantôt nous nous trouvons exposés à des accidents imprévus, à des maladies opiniâtres; tantôt notre imprévoyance ou nos excès ruinent notre organisation, et nous conduisent prématurément au tombeau. Ne sentant le prix de la santé que lorsque nous ne la possédons plus, nous négligeons les soins qui pouvaient la conserver, nous allons même au-devant du mal qu'il nous serait facile d'éviter.

Mais l'homme se rend coupable envers sa famille et envers son pays en négligeant les soins que réclame la partie physique de son être; car, au lieu d'être pour eux un appui, il leur devient une charge. Instruisons-nous donc de bonne heure des devoirs que nous avons à remplir sous ce rapport ; nous regretterions plus tard de ne pas nous y être conformés dès les premières années de notre vie. Un bon ouvrier n'a garde de négliger le soin de ses outils : soignons donc nos organes, soignons nos membres, qui sont de tous nos outils les meilleurs et les plus parfaits, parce qu'ils sont l'œuvre de Dieu. Toutefois, comme pour faire d'un instrument ou d'une machine l'usage le plus convenable il faut les connaître, savoir de quelles pièces ils se composent, et le jeu de leurs différentes parties, nous commencerons, avant d'aller plus loin, par jeter un coup d'œil sur l'admirable machine que l'on nomme le corps humain.

NOTIONS PRÉLIMINAIRES

SUR LE CORPS HUMAIN.

Le corps humain est composé de parties dures, ce sont les *os;* de parties molles, ce sont les *chairs;* et de parties liquides, telles que le *sang*, la *bile*, la *salive*, la *sueur*, *etc.*

De la réunion des os, qui constituent la charpente du corps, résulte le *squelette*. — De ces os, les uns renferment et protégent des organes délicats, tels que les côtes, les os du crâne, l'échine ou colonne vertébrale, ainsi nommée des petits os qui la composent (les vertèbres). Les autres, plus ou moins allongés et mobiles, servent aux mouvements variés que nous exécutons : tels sont les os des membres. — Les articulations ou jointures, c'est-à-dire les surfaces par lesquelles les os s'emboîtent les uns dans

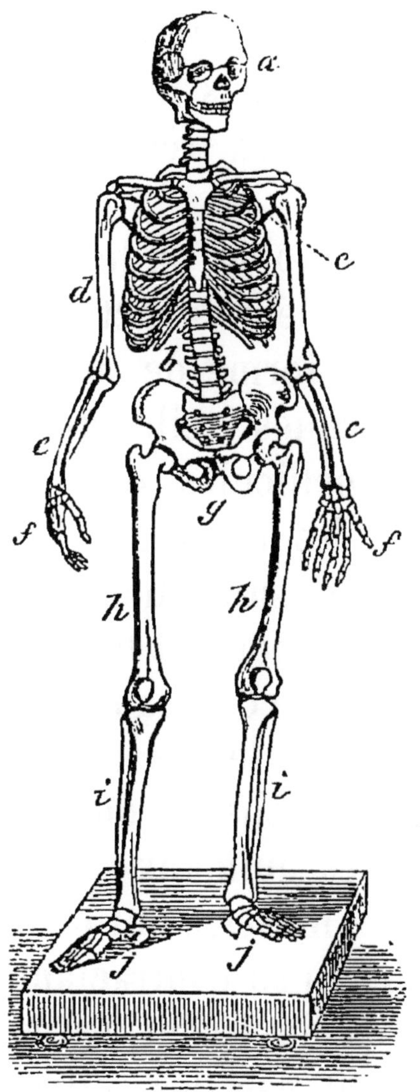

Fig. 1. — Squelette humain.

a. Os de la tête. — *b*. Colonne vertébrale ou échine. — *c*. Os de l'épaule. — *d*. Os du bras. — *e*, *e*. Os de l'avant-bras. — *f*. Os de la main. — *g*. Os du bassin. — *h*, *h*. Os de la cuisse. — *i*, *i*. Os de la jambe. — *j*, *j*. Os du pied.

les autres, sont assujetties, là où elles doivent exécuter des mouvements, par des cordons fibreux très-solides ou ligaments.

Les parties molles ou les *chairs*, très-diverses dans leur structure, s'offrent tantôt sous la forme de *membranes* ou de toiles charnues, telles que les membranes ou pellicules qui constituent l'estomac et les intestins; tantôt sous l'aspect d'une substance spongieuse, comme les poumons et la rate, ou pulpeuse, comme le cerveau; tantôt enfin elles recouvrent les os et forment les *muscles*, ou ces chairs rouges qu'on désigne chez les animaux sous le nom de viande.—Les muscles ont pour fonction de déplacer, en se contractant, c'est-à-dire en se raccourcissant, les os auxquels ils s'attachent par des toiles fibreuses ou par des cordons fibreux nommés tendons.

Il y a plusieurs sortes de liquides dans le corps humain. Le liquide le plus important c'est le *sang*, liqueur rouge portant dans tous nos organes les matériaux dont ils ont besoin pour se réparer. — Les autres liquides sont destinés à emporter hors du corps les matières qui lui sont devenues inutiles : telles sont la *lymphe*, la *sueur*, l'*urine*, formées des parties les plus aqueuses du sang; ou à se mêler à nos aliments pour préparer leur conversion en sang : telles sont la *salive*, la *bile*.

On nomme *viscères* les organes internes situés dans les trois grandes cavités du corps, à savoir : la *tête*, la *poitrine*, le *ventre*.

Les organes contenus dans la *tête* et dans la *colonne vertébrale*, qui en est une dépendance, sont : le *cerveau* ou la *cervelle*, masse pulpeuse ou molle, blanche, d'une structure très-compliquée et très-délicate, et qui est contenue dans le crâne; — la *moelle épinière*, long cordon de même nature, que renferme un canal, en forme d'étui, creusé dans la colonne vertébrale.

C'est du cerveau et de la moelle épinière que partent les *nerfs*. Ce sont de petits cordons de substance nerveuse qui se distribuent, en se divisant à l'infini, dans tous les organes, auxquels ils transmettent la faculté de sentir et celle de se mouvoir, dont le cerveau et la moelle épinière sont les instruments matériels, et l'âme la cause première. — Au cerveau se rattachent, par des nerfs spéciaux, les organes des *sens*, qui, à l'exception du toucher, résident tous dans la tête.

Les organes contenus dans la *poitrine* sont le *cœur* et les *poumons*.

Le *cœur*, situé entre les deux poumons, un peu à gauche, est une poche musculeuse de la grosseur du poing, partagée intérieurement en cavités gauches et en cavités droites, séparées par une cloison.

Le sang contenu dans les cavités

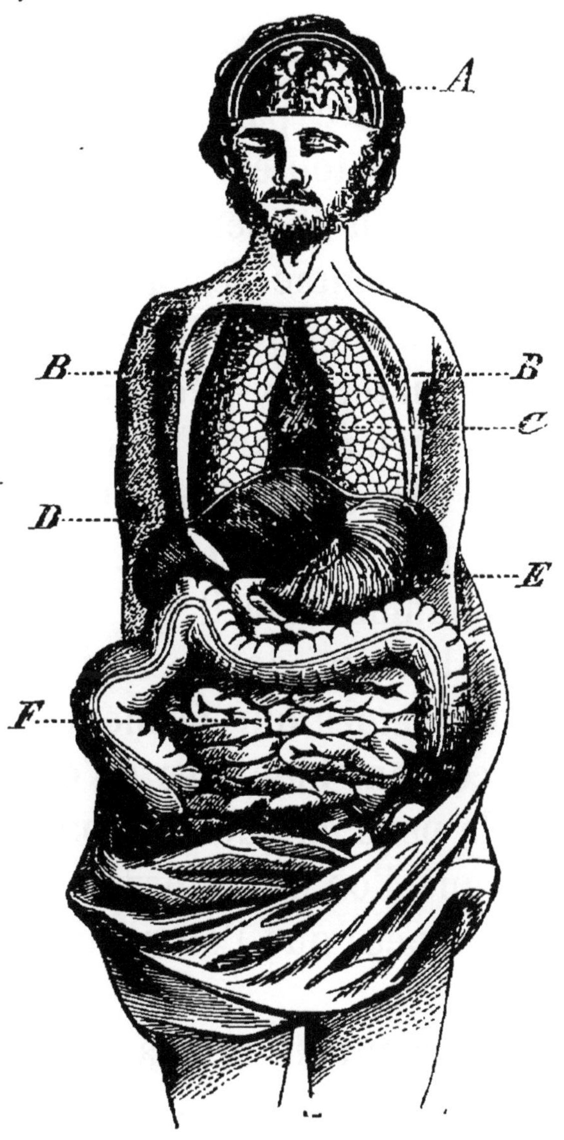

Fig. 2. — Viscères contenus dans les trois grandes cavités du corps.

A. Le cerveau. — *B*, *B*. Les poumons. — *C*. Le cœur. — *D*. Le foie. — *E*. L'estomac. — *F*. Les gros et les petits intestins.

gauches est lancé par les contractions du cœur dans toutes les parties du corps, au moyen de petits tubes ou canaux qu'on nomme les *artères*. — Ce sang, après avoir abandonné à chaque organe les matériaux nécessaires à son entretien, revient par d'autres canaux nommés *veines* dans les cavités droites du cœur, qui le chassent à leur tour dans les poumons, où il est soumis au contact de l'air qui doit le révivifier. — Ce sont les veines qui forment ces espèces de cordons bleuâtres qu'on aperçoit sous la peau en quelques parties du corps, et que l'on ouvre ordinairement dans les saignées que l'on pratique aux malades.

Le mouvement du sang à travers ces petits canaux ou *vaisseaux sanguins* constitue la *circulation*. Les pulsations du cœur communiquées aux artères produisent les battements du pouls. Ces battements n'existent pas dans les veines.

Il y a aussi dans toutes les parties du corps des vaisseaux particuliers destinés à charrier la lymphe ou les humeurs aqueuses, et qu'on nomme, pour cette raison, *vaisseaux lymphatiques.*

Les *poumons,* au nombre de deux, et qui remplissent totalement la poitrine, sauf l'espace occupé par le cœur, sont ces organes spongieux qu'on désigne sous le nom de *mou* chez les animaux. Ils contiennent une quantité innombrable de petites cavités ou cellules destinées à recevoir l'air qu'y apportent les canaux de la respiration, à savoir la *trachée-artère*, et les *bronches*, qui en sont une bifurcation.

L'air entre dans la poitrine comme dans un soufflet dont on écarte les branches; il en sort par un mécanisme inverse. — En vertu de l'oxygène qu'il contient[1], cet air révivifie le sang lancé dans les poumons par les cavités droites

1. Voir notre *Petite Physique.*

du cœur, et avec lequel il se combine à travers des membranes extrêmement minces. — Ce sang ainsi épuré retourne par d'autres vaisseaux dans les cavités gauches du cœur, pour aller de là porter à tous les organes la chaleur qui leur est propre et les matériaux de leur nutrition.

Les organes contenus dans le *ventre* sont le *canal digestif* et quelques *glandes* annexes, comme la rate, le pancréas, le foie qui fabrique la bile, les reins ou rognons qui sécrètent l'urine.

Le *canal digestif* est le réservoir destiné à recevoir les aliments, et à leur faire subir une décomposition qui les rende propres à se convertir en notre substance. Il se compose de l'*estomac* et des *intestins*.

L'*estomac* est une poche membraneuse située à la partie supérieure du ventre, et où les aliments, broyés par les dents, arrivent après avoir traversé un canal qui va de la bouche à ce viscère.

Les *intestins* ou *boyaux*, qui font suite à l'estomac, consistent en un long tube plusieurs fois replié sur lui-même, et se divisent en *intestins grêles* et *gros intestins*. — C'est dans les intestins grêles que la partie nutritive des aliments se convertit en un liquide laiteux nommé *chyle*. Ce liquide, pompé par des suçoirs qui s'ouvrent dans ces intestins, est porté par de petits conduits dans une grosse veine, où il se mêle au sang, dont il répare les pertes. — Les excréments, ou la partie des aliments qui est impropre à nous nourrir, descendent le long des gros intestins pour être expulsés au dehors.

Quand un des éléments essentiels du corps, comme les nerfs, le sang, la bile, la lymphe, acquiert un grand développement, il en résulte ce qu'on appelle le *tempérament* d'un individu. Si c'est le système nerveux qui prédomine, on a le *tempérament nerveux;* si c'est le sang, le *tempérament sanguin;* si c'est le foie et les organes digestifs, le *tempérament bilieux;* si ce sont les sucs blancs ou aqueux qu'on nomme *lymphe*, il en résulte le *tempérament lymphatique.* — Ajoutons que ces tempéraments se combinent souvent entre eux.

Il faut approprier son genre de vie à son tempérament. Ainsi le tempérament sanguin ne réclame pas un régime fortifiant comme le lymphatique, et celui-ci se trouverait mal du régime rafraîchissant convenable aux bilieux.— Il en est de même aux différents *âges.* Ainsi l'*enfant* n'a pas les mêmes besoins que l'*adolescent* ou que l'*homme fait*, ni celui-ci les mêmes besoins que le *vieillard.*

A la vieillesse succède, quand rien n'en interrompt le cours, la *décrépitude*, puis la *mort.*—La mort *naturelle,* c'est-à-dire celle qui arrive par suite de l'usure des organes et de l'impossibilité où ils sont d'accomplir leurs fonctions, est la plus rare. Elle le serait moins si l'on prenait de bonne heure l'habitude de se soumettre aux prescriptions de l'hygiène. Les maladies qui abrégent l'existence viennent le plus souvent, en effet, d'imprudences ou de l'oubli des précautions nécessaires pour conserver la santé[1].

Les notions précédentes étaient nécessaires pour faire mieux comprendre l'action des agents physiques ou naturels sur notre corps et les conditions indispensables pour l'entretenir en bon état. Aucun être vivant ne pourrait se conserver, en effet, sans le concours des choses qui l'environnent. Ainsi, l'homme a besoin pour vivre d'*air*, de *chaleur*, de *lumière;* il lui faut en outre des *aliments* pour sa réparation. Enfin il doit *travailler* ou exercer ses forces dans une certaine mesure.

Or, c'est de l'action de ces différentes choses, c'est de leur influence sur nous

1. C'est ce qui sera démontré dans ce livre.

que dépend le bon ou le mauvais état de notre santé. Apprendre à en user de la manière la plus favorable à notre conservation, tel est le but des préceptes qu'on va lire.

PREMIÈRE PARTIE.

L'AIR.

CHAPITRE Ier.

L'air est indispensable à la vie. — Nécessité d'un air pur. — Causes qui altèrent la pureté de l'air. — Moyens d'y remédier.

1. L'air qui nous entoure est indispensable à l'entretien de notre vie. Sa privation ou une altération considérable dans sa composition entraînent promptement la mort.

2. Pour conserver la santé, il faut que l'air que nous respirons soit pur. Un air pur crée un sang pur ; un air vicié ou insuffisant l'altère : de là résultent une foule de maladies. — Quoique les effets d'un mauvais air ne soient pas toujours immédiate-

ment sensibles, ils n'en sont pas mois funestes.

3. Pour que l'air conserve dans les chambres que l'on habite, et surtout dans celles où l'on couche, un degré de pureté suffisant, il faut quatorze mètres cubes d'air par personne, terme moyen.

4. L'air peut être vicié par un grand nombre de causes différentes. — Il est vicié par l'air qui sort des poumons et par les émanations qui s'échappent de la peau de l'homme et des animaux réunis dans un espace restreint, et où l'air se renouvelle difficilement. — Il est vicié par les corps en combustion, comme le gaz d'éclairage, l'huile des lampes, les chandelles et les bougies, le charbon; par toutes les matières en décomposition, charognes abandonnées à l'air, fumiers mal disposés, ordures de toutes sortes à l'intérieur comme à l'extérieur des habitations. — Enfin il est vicié par les gaz délétères qui s'échappent des mares et marais, des fosses d'aisances, des mines, des

carrières ou des puits abandonnés, des lieux où l'on prépare les boissons fermentées, comme le vin, la bière.

5. Pour remédier à ces diverses causes d'altération de l'air, il faut, avant tout, renouveler tous les jours, soir et matin, l'air des chambres où l'on se réunit, où l'on mange et où l'on couche, en ouvrant largement les portes et les fenêtres, et cela avec d'autant plus de soin que ces chambres sont moins spacieuses, que les ouvertures en sont plus rares, les habitants plus nombreux.

6. Dans les lieux où un grand nombre de personnes se trouvent réunies, comme dans les salles d'école, les ateliers, etc., il est nécessaire d'établir des *ventilateurs* ou appareils à renouveler l'air. On en fabrique de différentes sortes. Un des plus usités et des plus économiques consiste en une petite boîte ou caisse en communication avec la pièce à ventiler. Cette boîte fixée dans le plafond, ou même dans un carreau, renferme un axe ou essieu muni d'ailes ou

de palettes qui entraînent, en tournant, l'air qui s'échappe de cette pièce. — On peut aussi remplacer simplement un ou plusieurs carreaux par un canevas en toile ou en fer.

7. Il n'est pas moins nécessaire d'entretenir la propreté des murs, des planchers ou des carreaux de brique, des éviers, des conduits d'eaux ménagères, des lieux d'aisances; d'éloigner des pièces habitées les animaux et les matières en décomposition, ou qui répandent des odeurs fortes (ces odeurs fussent-elles agréables), fleurs, approvisionnements de fruits, de légumes. — Il ne faut pas souffrir de mares ou d'immondices sous les fenêtres des habitations; en éloigner les fumiers, qui doivent être autant que possible déposés au nord, disposés en tas bien nivelés, qu'on recouvre de plâtre ou de terre pour absorber les gaz qui s'en échappent; précaution qui est doublement profitable à la santé et à la bourse.

8. On ne doit jamais brûler le charbon et la braise que sous le manteau d'une che-

minée, parce que le courant d'air qui la traverse emporte les gaz malfaisants qu'exhalent ces substances en combustion. — Il est dangereux de tourner la clef d'un poêle avant que les matières combustibles qui s'y trouvent, complétement éteintes, ne puissent plus dégager ces gaz. — Il faut, pour la même raison, enterrer sous la cendre la braise que l'on met dans les couvets et les chaufferettes.

9. Il n'est pas sain de coucher dans des lits entourés d'épais rideaux, placés au fond d'alcôves où l'air ne circule pas. — Il ne faut pas dormir la bouche et le nez sous les couvertures. — La literie doit être aérée tous les jours.

10. On ne corrige pas l'air d'une chambre habitée par des malades atteints de maladies contagieuses, ou vicié par toute autre cause, en y brûlant du vinaigre ou des aromates ; ces substances ne servent qu'à déguiser les mauvaises odeurs. Pour débarrasser cet air des miasmes qui s'y trouvent, il faut, outre

les précautions indiquées précédemment, y déposer une assiette creuse remplie de *chlorure de chaux en poudre*[1], qu'on humecte avec de l'eau.

Questionnaire.

1. Quels effets a la privation d'air, ou une altération considérable dans sa composition ?

2. Que résulte-t-il d'un air impur ?

3. Quelle est la quantité d'air nécessaire à chaque personne ?

4. Quelles sont les causes qui vicient l'air ?

5. Quels sont les moyens d'y remédier ?

6. Quelle précaution particulière faut-il prendre dans les lieux où se trouvent un grand nombre de personnes ?

7. Quelles sont les autres précautions à observer dans l'intérieur des habitations ou dans leur voisinage ?

8. Quelles précautions y a-t-il à prendre relativement au charbon, à la braise, aux poêles, aux couvets et chaufferettes ?

9. Quels soins doit-on observer à l'égard des lits ?

10. Corrige-t-on un air vicié par des aromates ? Quelle est la substance à employer en pareil cas ?

1. Cette substance se trouve à bon marché chez tous les pharmaciens.

CHAPITRE II.

De la température de l'air; précautions qui y sont relatives.— Du choix des vêtements. — Des divers modes de chauffage. — La lumière du soleil nécessaire à la santé.

1. L'homme ne peut vivre sans un certain degré de chaleur. Le froid et l'humidité occasionnent une foule innombrable de maladies. Cependant on peut supporter sans inconvénient des températures très-diverses, mais en se soumettant à quelques précautions dont l'oubli serait funeste.

2. Les variations subites de température, notamment le passage rapide du chaud au froid, et les courants d'air dans les chambres, dans les voitures ou en chemin de fer, produisent de nombreuses maladies quand on s'y expose inconsidérément, surtout si l'on est en sueur.

3. Il ne faut donc pas se dépouiller brusquement de ses vêtements quand on transpire, surtout si l'on se trouve dans un lieu frais. — Il est également dangereux de laisser sécher des vêtements humides sur le corps, qu'ils soient mouillés d'eau ou de sueur, et d'employer, surtout chez les malades, du linge qui ne soit pas parfaitement sec.

4. On doit prendre dès les premiers froids les vêtements d'hiver, et ne les quitter que tard, surtout si l'on n'est pas d'une santé robuste.

5. Les mêmes vêtements ne conviennent pas aux personnes de profession et d'âge différents, aux tempéraments délicats et aux hommes robustes.

Ils doivent être plus chauds dans la première enfance et dans la vieillesse, car le froid est également mortel aux très-jeunes enfants et aux vieillards.

6. Les étoffes et les coiffures de couleur claire renvoyant la lumière et la chaleur,

conviennent mieux en été que les étoffes et les coiffures de couleur foncée, qui ont un effet contraire.

Le coton appliqué sur la peau est préférable à la toile, malgré le préjugé contraire, parce qu'il est plus chaud, et qu'il absorbe mieux la sueur. — La flanelle est très-utile aux individus délicats, surtout dans les contrées froides et humides.

7. Le sang portant dans tous nos organes la chaleur et la vie, il faut que la forme des vêtements soit telle qu'elle ne gêne en aucune manière la circulation, ainsi que le font, par exemple, des cravates, des jarretières, des chaussures, des corsets trop serrés. Il pourrait d'ailleurs en résulter de graves maladies.

8. Le froid et l'humidité aux pieds sont la source de beaucoup de maladies. Il n'est pas prudent de marcher pieds nus sur un sol froid, surtout quand le corps est en sueur.

9. S'il est bon de se tenir les pieds chauds,

il ne l'est pas moins d'avoir la tête fraîche. On doit habituer de bonne heure l'homme, quand il est bien portant, à rester la tête nue, même en dormant. Les coiffures lourdes et trop chaudes ont beaucoup d'inconvénients. — Il est donc aussi opposé à l'hygiène qu'à la politesse de rester couvert dans l'intérieur des maisons.

10. Des différents modes de chauffage le plus salubre, quel que soit le combustible employé, est le feu de cheminée, parce qu'il permet un renouvellement plus complet de l'air. Une chaleur trop forte est malsaine. — Il est utile d'entretenir dans les chambres chauffées par un poêle en tôle ou en fonte une jatte pleine d'eau, qui en s'évaporant diminue la sécheresse de l'air.

11. Il est nuisible de faire sécher du linge dans les chambres que l'on habite, à cause de l'excès d'humidité qu'il répand. Il est, par la même raison, très-dangereux d'habiter des chambres nouvellement plâtrées.

12. La lumière du soleil n'est pas moins nécessaire que sa chaleur à l'entretien de la santé. Il en est de l'homme comme des plantes, qui se décolorent et languissent dans l'obscurité. Il faut donc laisser pénétrer le soleil dans nos habitations, lorsque sa chaleur n'est pas trop incommode.

Quand on habite ou quand on travaille dans les lieux où le soleil ne pénètre pas, il faut se promener, pendant les intervalles de repos, dans des lieux bien aérés et bien éclairés.

13. Il est utile, sans doute, de s'habituer dès sa jeunesse à tout endurer, la pluie comme le soleil, le froid comme le chaud, le travail comme la fatigue; c'est ainsi qu'on acquiert un tempérament robuste. Mais on ne doit pas, dans ce dur apprentissage, oublier les règles de la prudence, car on ne brave pas impunément les lois de la nature; et ce n'est que par degrés qu'on peut acquérir la force nécessaire pour lutter contre les intempéries de l'atmosphère.

Questionnaire.

1. La chaleur est-elle nécessaire à l'entretien de la vie ?

2. Quel est l'effet des variations brusques de température ?

3. Quelles sont les précautions relatives aux vêtements quand on transpire ? — quand ils sont mouillés ?

4. Quelle règle faut-il observer relativement aux vêtements d'hiver ?

5. Relativement aux âges ?

6. Relativement à la couleur? La toile est-elle préférable au coton ? A qui convient surtout la flanelle ?

7. Quelles précautions faut-il observer relativement à la forme des vêtements ?

8. Quels inconvénients ont le froid et l'humidité aux pieds ?

9. Est-il bon de se couvrir beaucoup la tête ?

10. Quel est le mode de chauffage le plus salubre ? — Quelle précaution faut-il prendre dans les chambres chauffées par un poêle ?

11. Y a-t-il de l'inconvénient à faire sécher le linge dans les chambres que l'on habite ?

12. La lumière du soleil est-elle nécessaire à la santé ? Quelles sont les habitudes à observer à cet égard ?

13. Quelle conduite faut-il tenir relativement aux précautions que nous recommande l'hygiène ?

DEUXIÈME PARTIE.

LES ALIMENTS.

CHAPITRE III.

Des aliments. — Leurs différentes classes. — Aliments tirés du règne végétal.

1. Les *aliments* sont les substances qui apportent au sang les matériaux nécessaires à notre entretien. Pour fournir au corps les diverses matières dont il se compose, ils doivent être variés eux-mêmes. — Les uns se tirent du règne végétal, les autres du règne animal; le règne minéral ne produit que des assaisonnements.

2. Les substances alimentaires fournies par les plantes se trouvent dans les racines,

les feuilles, les fleurs, les fruits et les graines. — Ce sont des matières *féculentes*, comme la graine des céréales et des légumes farineux ; *sucrées*, comme la betterave ; *grasses*, comme les amandes de certaines graines ; *mucilagineuses*, comme les herbes potagères ; *acides*, *sucrées* et *aqueuses*, comme la plupart des fruits, etc.

3. Les *céréales* sont les premiers des aliments végétaux : aussi sont-elles d'un usage général.

Le pain de *blé* ou *froment* est de tous le plus nourrissant, et celui qui se digère le plus facilement parce qu'il est le plus fermenté ; ce qu'il doit à la plus grande quantité de gluten qu'il contient. — Mal levé, ou chaud et sortant du four, le pain est indigeste. Il en est de même de celui qui se couvre de moisissures, ou qui est fait avec une farine échauffée et humide. — Le pain le plus blanc n'est pas celui qui nourrit le plus ; le pain de ménage, qui retient un peu de son, lui est préférable.

4. Le pain fabriqué avec un mélange de *seigle* et de *blé* a des propriétés rafraîchissantes; il se conserve frais plus longtemps. Avec le seigle seul il est noir, moins levé, moins digestif. — Le pain d'*orge* est encore moins salubre, et n'est guère usité, comme le pain d'*avoine*, qu'à l'état de gruau ou de grain écorcé.

5. Il est encore d'autres fécules avec lesquelles on ne peut faire du pain, mais qui nous offrent des aliments très-salubres. Tels sont, parmi les céréales, le *riz*, qui est la base de l'alimentation des peuples de l'Orient; le *maïs*, que l'on consomme beaucoup dans le midi de l'Europe, mais qui, mangé seul, ne constitue pas une nourriture suffisante. Telles sont encore la farine de *sarrasin*, usitée dans les contrées pauvres où le blé vient mal; la *châtaigne*, dont s'alimentent les habitants des Cévennes.

6. Les *graines farineuses* qui proviennent des plantes à légumes (pois, fèves, lentilles) sont, après les céréales, celles de toutes les

plantes qui nourrissent le plus. Leur principe nutritif ou *légumine* étant très-soluble dans l'eau bouillante, il y a avantage à les manger sous forme de soupe. — Les personnes pour lesquelles leur écorce est, par son épaisseur, d'une digestion difficile, se trouvent bien de passer ces graines au tamis après la cuisson.

7. La *pomme de terre*, moins nourrissante que les végétaux précédents, est cependant d'une grande ressource, surtout quand on la mange, comme cela se pratique souvent dans la campagne, avec du lait doux ou caillé, qui augmente beaucoup ses propriétés nutritives. — Il faut s'abstenir des pommes de terre gelées ou malades, qui ont souvent occasionné des accidents.

8. Plusieurs *racines* ou *tubercules*, telles que la *carotte*, la *betterave*, le *topinambour*, le *salsifis*, *etc.*, qui contiennent plus ou moins de matière sucrée, fournissent des aliments sains et agréables.

De tous les légumes, les moins réparateurs sont les *herbes potagères*, qu'on mange cuites ou en salade, telles que les *épinards*, l'*oseille*, la *laitue*, *etc*. Les *choux* nourrissent davantage. — Il est d'ailleurs nécessaire d'entremêler l'usage des végétaux frais avec les végétaux féculents.

9. Les *fruits*, à quelques exceptions près, n'ont d'autre utilité que de rafraîchir le sang. — Cuits, ils sont mieux digérés par les malades. — Quand ils ne sont pas bien mûrs, ils peuvent occasionner des maladies d'intestins.

Questionnaire.

1. Qu'entend-on par aliments? — Pourquoi doivent-ils être variés? — D'où se tirent-ils?

2. Où se trouvent les principes alimentaires fournis par les végétaux? — Quels sont ces principes?

3. Quels sont les premiers des aliments végétaux? — Quelles sont les qualités du pain de froment? — Qu'y a-t-il à observer dans son usage?

4. Quelles sont les propriétés du seigle dans le pain? — de l'orge?

5. Quelles sont les autres fécules les plus employées?

6. Quelles sont les propriétés nutritives des

graines farineuses ou plantes à légumes ?

7. de la pomme de terre ? — Quelles précautions doit-on observer dans son emploi ?

8. Quelles sont les racines et tubercules alimentaires ? — Leurs propriétés ? — Celles des herbes potagères ?

9. Celles des fruits ?

CHAPITRE IV.

Aliments tirés du règne animal. — Préparation des aliments. — Assaisonnements. — Cuisson. — Fermentation.

1. Les aliments tirés du règne animal sont beaucoup plus nourrissants que les aliments végétaux. Ils diffèrent d'ailleurs beaucoup entre eux selon les animaux qui les fournissent, et aussi selon l'âge et les différentes parties du même animal. — On trouve dans la chair des animaux différents principes. Les principaux sont : la *fibrine*, ou la viande proprement dite ; l'*albumine*, ou la matière blanche qui domine dans la cervelle ; la *gélatine*, dans les chairs molles et

peu faites des jeunes animaux; la *graisse*, ordinairement mêlée aux autres principes.

2. La viande de *bœuf* est la meilleure. La *vache* jeune et bien portante ne lui est pas essentiellement inférieure. — La chair du *mouton*, analogue pour sa composition à celle du bœuf, est aussi très-nourrissante. Il en est de même de celle du *porc;* mais cette dernière, d'une digestion plus difficile, ne convient qu'aux estomacs robustes.

3. Les *viandes blanches* nourrissent beaucoup moins que les précédentes, parce qu'elles contiennent plus de gélatine que de fibrine : tel est le *veau*, tels sont les *volailles*, les *poissons*. Toutefois, dans cette classe d'aliments, il en est de plus réparateurs de même qu'il en est de plus digestibles les uns que les autres. Ainsi le *poulet*, le *pigeon*, le *lapin*, sont plus légers, mais moins succulents que l'*oie* et le *dindon ;* la chair grasse de l'*anguille* est plus lourde que celle de la *perche* ou du *merlan*.

Le *gibier*, qu'on désigne sous le nom de *viande noire*, et la *charcuterie*, qu'on prépare avec beaucoup d'épices, sont généralement échauffants.

4. L'*œuf*, frais et peu cuit, est un aliment sain qui nourrit beaucoup sous un petit volume. Durci, il se digère difficilement.

Le *lait*, d'une digestion facile, est après la viande, dont il contient une partie des éléments, l'aliment qui nourrit le plus. — Les fromages frais participent aux propriétés du lait.

5. Il est généralement nécessaire de faire subir aux aliments certaines préparations sans lesquelles nous ne pourrions les digérer facilement : tel est le but des *assaisonnements*, de la *cuisson*, de la *fermentation*.

6. Les *assaisonnements* se composent de substances que l'on ajoute aux aliments pour en favoriser la digestion.

Le seul assaisonnement que l'on puisse regarder comme indispensable, c'est le *sel*, dont la privation a des inconvénients graves pour la santé : aussi est-il universellement employé. Toutefois il ne faut pas en faire abus : cela aurait également de fâcheux résultats pour la santé.

7. Les assaisonnements connus sous le nom général d'*épices*, comme le *poivre*, la *moutarde*, le *piment*, la *muscade*, le *girofle, etc.*, sont tous excitants et échauffants ; il faut en user très-modérément. — Il en est de même de l'*ail*, de l'*échalote*, de l'*oignon* ; de quelques graines comme le *cumin*, le *fenouil*, ou de certaines plantes aromatiques, comme le *persil*, le *cerfeuil*, *etc.* ; toutefois ces plantes, moins excitantes que les épices proprement dites, ont aussi moins d'inconvénients ; l'abus seul en est nuisible.

8. Le *vinaigre*, employé à doses modérées, facilite la digestion de plusieurs aliments, tels que la salade. Employé avec excès, il irrite l'estomac et produit l'amaigrissement, surtout s'il n'est pas de bonne qualité.

9. Le *sucre*, qu'on peut considérer comme un assaisonnement, quoique par lui-même il nourrisse, se digère facilement et n'a rien que de très-salubre.

10. La *cuisson* est nécessaire à la digestion de la viande et de presque tous les légumes. — La meilleure manière de cuire la viande, c'est de la faire griller ou rôtir, parce qu'elle conserve ainsi tous ses sucs nutritifs. Cependant la cuisson dans l'eau est très-usitée, principalement pour le bœuf, en raison du bouillon agréable et réparateur qui en résulte; mais la viande y laisse ses principes les plus nutritifs. — Celle que l'on cuit dans son jus, ou, comme on dit, *à court-bouillon*, conserve mieux ses qualités réparatrices.

11. L'emploi simultané des substances grasses, telles que le beurre, l'huile, le lard, etc., concourt, avec la cuisson, à attendrir les aliments végétaux et animaux, et à les rendre à la fois plus nourrissants et plus digestibles, si l'on n'en abuse pas. —

Employées seules, ces substances, le lard notamment, sont d'une digestion lente.

12. La *fermentation* est une opération chimique propre à développer dans certaines substances des principes nouveaux qui les rendent plus faciles à digérer. Ainsi le *levain*, avec lequel on fait le pain, est de la pâte de farine fermentée. Un simple mélange de farine et d'eau serait moins léger sur l'estomac, et ne permettrait pas au pain de lever. — La *choucroûte*, aliment sain et agréable, se compose de choux fermentés. — Les *fromages fermentés*, dont les qualités diverses dépendent des préparations qu'on leur fait subir et des substances aromatiques qu'on y mêle, doivent aussi leurs propriétés digestives à la fermentation, ainsi qu'au sel qu'on y ajoute.

13. Quoique les viandes *fraîches*, les légumes et les fruits *frais* soient bien préférables à ces mêmes aliments *conservés*, comme on ne peut les manger en tout temps sous ce dernier état, il est nécessaire de con-

naître les moyens de les préserver de toute avarie. La bonne conservation des aliments est, en effet, une des conditions indispensables de leur salubrité.

14. Le *salage* et le *fumage* sont les deux procédés ordinairement employés pour la conservation de la viande[1]. Ils offrent des ressources précieuses dans l'économie domestique. Cependant leur usage habituel aurait de fâcheux résultats pour la santé, si l'on n'entremêlait les viandes salées et fumées avec des viandes ou des légumes frais. On a vu notamment de la charcuterie avariée occasionner des accidents mortels.

15. Les légumes ou graines farineuses se conservent dans des lieux secs; les tubercules, les racines, comme la pomme de terre, la carotte, etc., à la cave; les fruits, dans des lieux bien clos, secs, ni trop chauds, ni trop froids. Quelquefois on

1. La viande peut aussi se conserver fraîche plusieurs jours dans du lait caillé.

les fait sécher au four pour les manger en hiver[1].

Questionnaire.

1. Quelles sont les propriétés des aliments tirés du règne animal? — Quels sont les principes qu'on y trouve?

2. Quelles sont les qualités de la chair du bœuf, — du mouton, — du porc?

3. — des viandes blanches, — de la volaille, des poissons, — du gibier?

4. Quelles sont les qualités de l'œuf, — du lait, du fromage frais?

5. Quelles sont les préparations que l'on fait subir aux aliments?

6. Qu'appelle-t-on assaisonnement? — Quel est le principal assaisonnement?

7. Que faut-il penser des épices et des autres assaisonnements?

8. Quelles sont les propriétés du vinaigre?

9. — du sucre?

10. Quelle est l'utilité de la cuisson? — Quels sont les divers procédés employés pour la cuisson des viandes?

11. De quelle utilité est l'emploi des substances grasses?

12. Quel est le but de la fermentation?—Quels sont les aliments fer-

1. Nous n'avons pas cru nécessaire de parler ici des *conserves* de tous genres qu'on obtient par des procédés dispendieux, et qui ne sont par conséquent qu'à l'usage d'un nombre restreint de consommateurs.

mentés le plus en usage?

13. Que faut-il penser des aliments conservés?

14. Quels sont les procédés de conservation les plus usités pour la viande?

15.— pour les légumes et pour les fruits?

CHAPITRE V.

Des boissons.—Boissons aqueuses; différentes sortes d'eau. — Boissons fermentées; leurs différentes espèces. — Boissons aromatiques. — De la falsification des boissons. — Des ustensiles employés pour les aliments.

1. Les boissons ont pour but de fournir au corps les liquides dont il a besoin et de faciliter la digestion. On en distingue trois sortes : les *boissons aqueuses*, qui sont désaltérantes; les boissons *fermentées* et les boissons *aromatiques*, qui sont excitantes ou stimulantes à un degré plus ou moins élevé.

2. L'*eau pure* est la boisson la plus naturelle, et en général la meilleure pour la santé, surtout dans l'enfance. Elle entre dans la

préparation de tous nos aliments.—La meilleure eau à boire est celle qui est fraîche, limpide, sans couleur ni odeur, bien aérée, cuisant bien les légumes, et dissolvant le savon sans qu'il forme de grumeaux. Telle est ordinairement l'*eau de source*, l'*eau de drainage ;* telle est aussi l'*eau de rivière*, quand elle a été débarrassée par le filtrage des impuretés qu'on y mêle. — L'*eau de pluie* recueillie dans des citernes bien entretenues est aussi de bonne qualité, mais elle n'est pas d'une longue conservation. — L'*eau de puits* n'est pas ordinairement aussi saine à boire que les précédentes, parce qu'elle contient souvent beaucoup de sels calcaires. Elle a moins d'inconvénients quand elle provient d'un sol sablonneux.

3. Si l'on est contraint de boire une eau trouble, ou une eau stagnante dans laquelle se trouvent des plantes et de petits animaux en décomposition, il faut préalablement la filtrer à travers plusieurs couches de charbon pilé, puis l'agiter à l'air.

4. Les boissons *fermentées* usitées dans notre pays sont : le *vin*, l'*eau-de-vie*, la *bière*, le *cidre* et le *poiré*. Leurs propriétés excitantes sont essentiellement dues à l'*alcool* ou *esprit-de-vin*, qui s'y trouve en proportions plus ou moins fortes.

5. Le *vin*, mêlé d'eau ou pris pur avec modération pendant les repas, est la plus salutaire d'entre elles. Il est surtout utile à ceux qui supportent de grandes fatigues, aux tempéraments lymphatiques et sans énergie, et dans les saisons froides et humides.

L'*eau-de-vie*, et en général toutes les liqueurs alcooliques qu'on extrait du vin, de la pomme de terre, du sucre, de quelques grains, etc., n'ont pas les avantages du vin, et elles en ont les inconvénients. —L'eau-de-vie, a-t-on dit, ne fait vivre personne, et a fait mourir bien des gens. Elle est surtout nuisible quand on la boit à jeun. Il ne faut donc pas en faire un usage habituel, mais n'en prendre que dans des circonstances exceptionnelles, et à doses très-modérées, quand on a besoin de réagir, par exemple. contre le froid ou l'humidité.

Les liqueurs préparées avec l'*absinthe* doivent être particulièrement signalées comme ayant l'effet le plus redoutable sur le système nerveux.

6. La *bière*, qu'on fabrique avec de l'orge fermentée et du houblon, le *cidre* avec du jus de pomme, remplacent le vin dans les localités où la culture de la vigne est impossible. Ce sont des boissons saines quand elles sont bien faites. — Beaucoup moins excitantes que le vin, parce qu'elles contiennent très-peu d'alcool, elles sont plus désaltérantes. Aigries, elles peuvent rendre malade. — Le *cidre doux*, qui n'a pas fermenté, est d'une digestion difficile. — Le *poiré*, qu'on fait avec des poires, a des propriétés analogues au cidre, mais il est moins recommandable.

7. Les *boissons aromatiques* les plus usitées sont le *café* et le *thé*. Leur action sur nous est à peu près semblable, quoique

celle du thé soit plus faible. Elles ont moins pour but de désaltérer que d'exciter doucement l'estomac et le système nerveux. — Le café mêlé au lait est un aliment suffisant pour les personnes qui fatiguent peu. — Étendu d'eau, c'est une boisson salubre, qui délasse et soutient, comme on a pu en faire l'expérience dans nos dernières campagnes militaires. — Trop concentré, il agite et cause l'insomnie.

8. Mais il ne suffit pas de connaître les aliments ou les boissons auxquels il convient de donner la préférence : pour en obtenir les résultats qu'on s'en promet, il faut encore s'assurer, autant que possible, qu'ils sont de bonne qualité; qu'ils ne sont pas *falsifiés* par l'une de ces coupables fraudes si communes de nos jours, et que par malheur nos lois sont impuissantes à réprimer complétement. — Ainsi la honteuse cupidité de quelques commerçants mêle parfois au pain, au lait, au vinaigre, au vin, au chocolat, à nos remèdes même, des substances de nature à

leur donner une meilleure apparence, tout en les rendant nuisibles à la santé, ou tout au moins inertes.

Comme la constatation de ces indignes supercheries exige ordinairement des connaissances chimiques qui sont peu répandues, nous ne pouvons qu'engager les consommateurs à se méfier du bon marché, qui sert souvent de passeport à des denrées de mauvaise qualité. — Nous devions, d'ailleurs, pour l'honneur de la morale, flétrir ici les coupables manœuvres de ces empoisonneurs publics, et en inspirer le mépris salutaire à nos jeunes lecteurs.

9. Les *vases* et *ustensiles* dans lesquels on prépare ou l'on conserve les aliments et les boissons doivent être l'objet d'une surveillance particulière.

Les ustensiles de *cuivre* doivent surtout être tenus très-propres et bien étamés; autrement il s'y forme du vert-de-gris, qui est un poison.

Il ne faut jamais conserver d'eau, de boissons acides, d'aliments gras ou acides dans des ustensiles de *cuivre*, de *plomb* ou de *zinc*, ni les y laisser refroidir, car il pourrait en résulter aussi des empoisonnements.

10. L'eau, même en coulant dans des tuyaux de conduite en plomb, peut y contracter des propriétés vénéneuses. — Les grains de plomb qu'on emploie au nettoyage des bouteilles, et qu'on néglige parfois d'en faire sortir complétement, les poteries vernissées avec des oxydes de plomb, et dans lesquels on fait bouillir des substances acides, ont les mêmes inconvénients.

Les ustensiles étamés, de tôle ou de fer battu, sont préférables à tous les autres.

Questionnaire.

1. Quelle est l'utilité des boissons? — Quelles sont leurs différentes sortes?

2. Quelles sont les qualités de l'eau? — Quelle est la meilleure eau à boire?

3. Quelles précautions y a-t-il à prendre avec l'eau de mauvaise qualité ?

4. Quelles sont les boissons fermentées ?

5. Quelles sont les qualités du vin, — de l'eau-de-vie et des liqueurs alcooliques, — des liqueurs d'absinthe ?

6. — de la bière, — du cidre, — du poiré ?

7. Quelles sont les qualités des boissons aromatiques les plus usitées ?

8. Quelle réserve faut-il observer à l'égard des aliments et des boissons de mauvaise qualité ou falsifiés? — Que faut-il penser des auteurs de ces falsifications ?

9. Quelles précautions particulières réclame l'entretien des vases et ustensiles destinés à l'alimentation ?

10. Quels sont les inconvénients qui résultent de l'usage du plomb dans les conduites d'eau, etc.? — Quels sont les ustensiles préférables ?

CHAPITRE VI.

Du régime alimentaire. — Choix des aliments. — Nombre et heures des repas. — Précautions à prendre à la suite d'un repas. — Résultats funestes des boissons fermentées prises avec excès.

1. On ne doit pas se borner à connaître les propriétés des aliments, il faut savoir quel est le meilleur usage à en faire; en d'autres termes, adopter certaines règles dans le choix qu'on en fait, ainsi que dans l'heure et le nombre des repas : c'est ce qu'on appelle le *régime alimentaire.*

2. Il faut que le choix des aliments soit en rapport avec les besoins du corps, ou, en d'autres termes, que la réparation soit proportionnée aux pertes. — Qu'on ne croie pas que bonne nourriture signifie *bonne chère :* les mets les plus simples sont, au contraire, les meilleurs.

3. L'homme étant destiné par son organisation à se nourrir de chair et de végétaux, il y a, en règle générale, beaucoup d'inconvénients à faire sa nourriture exclusive de la viande ou des légumes. La viande ajoute aux légumes ce qui leur manque. On a remarqué que les ouvriers qui n'en consomment pas font moins d'ouvrage que ceux qui en mangent journellement.

4. S'il est nuisible de résister à la sensation de la faim, il ne l'est pas moins d'introduire dans l'estomac plus d'aliments qu'il n'en demande. — Ce que l'on consomme au delà des besoins fatigue l'estomac, et loin de profiter au corps ne peut que lui nuire. — Ce n'est pas ce que l'on mange qui nourrit, dit le proverbe, mais ce que l'on digère.

5. Le *nombre des repas* doit être en rapport avec les besoins du corps. Quatre repas plus ou moins forts[1] sont nécessaires aux

1. Sur ces quatre repas, l'un, celui du matin, con

enfants, en raison de leur croissance et de la rapidité de leurs digestions. Il n'en faut guère moins aux ouvriers qui exécutent des travaux fatigants. Trois repas suffisent aux autres personnes ; beaucoup se contentent même de deux.

6. On doit, autant que possible, prendre ses repas *aux mêmes heures* de la journée. L'estomac habitué à fonctionner à la même heure n'en digère que mieux.

7. Manger, avant que l'on ait digéré le repas précédent, c'est fatiguer les organes digestifs et se préparer des maladies. — Se livrer à jeun à un travail pénible, travailler immédiatement après un repas, sont deux choses également nuisibles[1].

Il est bon d'attendre que la digestion soit

siste ordinairement en une soupe trempée ; l'autre, celui de l'après-midi, ou le goûter, peut se borner à un morceau de pain.

1. C'est un des motifs pour lesquels on accorde généralement à l'ouvrier, pour ses repas, un temps plus long qu'il n'est strictement nécessaire.

faite, ou au moins très-avancée, avant de s'abandonner au sommeil.

8. Il est très-imprudent de se baigner pendant la digestion; bien des gens ont payé de leur vie l'oubli de cette recommandation.—On doit laisser passer trois heures après un repas avant d'entrer dans l'eau.

9. Il ne faut jamais boire d'eau très-froide à la suite d'un violent exercice, et lorsqu'on est en sueur; on pourrait en mourir.

10. Il est dangereux de résister aux besoins naturels qui sont la conséquence de la digestion, et notamment au besoin d'uriner. Les médecins ont souvent à traiter des maladies qui ne reconnaissent pas d'autre cause.

11. Les boissons fermentées, prises avec excès, ont pour résultat l'ivresse, cet état dégradant qui ravale l'homme au-dessous de la brute et le rend l'objet du mépris de ses semblables.

12. L'ivresse répétée ou l'ivrognerie n'est pas seulement le plus honteux des vices, il est le plus funeste à l'âme, dont il anéantit

les plus nobles facultés; aux familles, dont il cause la ruine; aux organes, qu'il use avant le temps voulu par la nature.

13. Il n'est pas de fléaux, y compris la guerre, qui ait jamais fait autant de victimes que l'ivrognerie. On estime à cinquante mille le nombre des malheureux qui, en Angleterre, succombent chaque année à ses suites. Ce nombre n'est pas de beaucoup inférieur en Allemagne; il est le double en Russie. Jusqu'à présent il est moindre en France, où, grâce à l'abondance du vin, l'ivresse par l'eau-de-vie, la plus fatale de toutes, est la moins commune. Par malheur, il tend à augmenter tous les ans.

Questionnaire.

1. Qu'entend-on par régime alimentaire?

2. Qu'y a-t-il à observer relativement au choix des aliments?

3. Peut-on se nourrir exclusivement de viande ou de légumes?

4. Quel inconvénient y a-t-il à manger au delà de ses besoins?

5. Combien doit-on faire de repas?

6. Quelles habitudes faut-il prendre relativement aux heures des repas?

7. Quel inconvénient y a-t-il à ne pas mettre un intervalle suffisant entre les repas? à s'endormir aussitôt après?

8. Est-il prudent de se baigner pendant la digestion?

9. Peut-on boire de l'eau froide quand on est en sueur?

10. Peut-on sans danger résister aux besoins naturels?

11. Quel est le résultat des boissons fermentées prises avec excès?

12. Quelles sont les conséquences ordinaires de l'ivrognerie?

13. Les boissons spiritueuses font-elles beaucoup de victimes?

TROISIÈME PARTIE.

LE TRAVAIL.

CHAPITRE VII.

Le travail, son utilité. — Nécessité du mouvement et du repos. — Le sommeil. — Le repos du dimanche. — Des différents genres d'exercices. — Les habitudes.

1. Le travail est à la fois une nécessité et un devoir. L'oisiveté du corps engendre des maladies, comme celle de l'âme engendre des vices. Les organes inoccupés perdent tout leur ressort, et deviennent incapables du moindre effort : il en est de même de l'âme.

N'enviez donc pas à quelques désœuvrés le droit de ne rien faire, puisque l'oisiveté est la source d'une foule de maux et de beaucoup de fautes. L'homme oisif, en effet, ne songe le plus souvent qu'à faire le mal.

2. Les enfants doivent s'accoutumer de bonne heure à travailler dans la mesure de leurs forces, et se mettre à même d'exercer honorablement un jour l'état qui leur assurera une existence.

3. Toutefois la santé ne s'entretient que par des alternatives de mouvement et de repos. — Une inaction prolongée et un travail sans relâche ont des inconvénients égaux : si l'une engourdit les organes, l'autre les épuise.

4. Le travail doit être proportionné à l'âge et aux forces ; une femme, un enfant, une personne âgée, ne peuvent travailler comme celui qui possède toute la vigueur de l'âge et de la santé.

On est donc condamnable quand, par un appât immodéré du gain, on travaille au delà de ce que les forces permettent ; plus coupable encore quand, par un semblable motif, on prive l'enfant du repos que l'époque de la croissance lui rend si fréquemment nécessaire.

5. Le travail prématuré et assidu des enfants dans les manufactures a particulièrement pour résultat l'affaiblissement de l'espèce humaine. — C'est à cette cause qu'il faut attribuer le nombre considérable de jeunes gens impropres au service militaire dans les villes manufacturières.

6. Au travail du jour doit succéder le repos naturel de la nuit. Le sommeil pris le jour ne répare pas les forces comme celui que l'on prend la nuit, aux heures accoutumées.

7. Un sommeil trop long amollit le corps : trop court, il l'épuise. — Les personnes faibles et les enfants ont besoin de dormir plus longtemps que les individus dans la force de l'âge : neuf à dix heures ne sont pas trop pour les premiers; sept à huit heures suffisent aux seconds.

8. Les veilles prolongées enflamment le

sang et épuisent promptement les forces. — Se coucher tôt et se lever de bonne heure valent mieux pour la santé que l'habitude inverse. — Rester au lit sans dormir offre plusieurs inconvénients, entre autres celui de perdre le temps.

Il est bon de s'habituer de bonne heure à coucher sur un lit dur.

9. Au repos naturel de la nuit il faut joindre le repos du dimanche, que Dieu a institué en prévision des besoins de notre corps, aussi bien qu'en vue des besoins de notre âme. « L'homme ne vit pas seulement de pain, » et ce n'est pas trop d'un jour pour se délasser des travaux de la semaine et songer à des intérêts plus élevés que ceux de notre conservation matérielle.

10. Outre les repas et le sommeil, qui amènent une interruption obligée dans le travail quotidien, il faut à tout âge, et particulièrement dans l'enfance, se livrer à des exercices variés en rapport avec les besoins du corps.

11. De tous les exercices, le plus généralement utile est la promenade en plein air, et, s'il est possible, à la campagne. — La marche est surtout salutaire à ceux qui ne travaillent que des bras, et qui restent enfermés une partie du jour.

12. La course, les sauts, la lutte même, lorsqu'on en use avec modération, et en général tous les exercices de la gymnastique, quand ils sont bien réglés, sont de la plus grande utilité à l'un et à l'autre sexe pour le développement des organes, auxquels ils donnent souplesse, adresse et vigueur. — Ajoutons-y la natation, exercice excellent à tous les points de vue.

13. Un mot, pour terminer ce qui est relatif à l'emploi de notre activité, sur les *habitudes*, qui ont une si grande influence sur l'homme. — On entend dire tous les jours « qu'il ne faut pas se faire d'habitudes. » Si l'on entend parler des mauvaises habitudes, ou même des habitudes inutiles et oiseuses, on a mille fois raison. Mais il n'en

est plus de même s'il s'agit des bonnes habitudes, c'est-à-dire de la régularité dans les actes importants de la vie, comme le travail, le repos, le régime. Seulement il ne faut pas étendre ces habitudes à des détails minutieux ou multipliés, parce qu'elles deviendraient des entraves et nous rendraient délicats. Renfermées dans de sages limites, elles économisent le temps et la peine et conservent la santé.

Questionnaire.

1. Que faut-il penser du travail ? — Quels sont les effets de l'oisiveté ?
2. Faut-il s'accoutumer de bonne heure au travail ?
3. Pourquoi le repos doit-il alterner avec le travail ?
4. Le travail doit-il être uniforme pour tous ? — Est-on condamnable en travaillant au delà de ses forces ?
5. Le travail des enfants dans les manufactures a-t-il des inconvénients ?
6. Pourquoi est-il indispensable de se livrer au repos pendant la nuit ?
7. Quels sont les effets d'un sommeil trop long ou trop court ? — Quelle doit être la durée du sommeil ?
8. Quels inconvénients ont les veilles prolon-

gées? — Quelles habitudes faut-il prendre relativement au lit?

9. Le repos du dimanche n'est-il pas utile sous un double rapport?

10. Les exercices du corps sont-ils nécessaires à la santé?

11. Quel est l'exercice le plus généralement utile?

12. Quels sont encore ceux auxquels on peut se livrer avec avantage?

13. Que faut-il penser des habitudes? — Sont elles toutes à rejeter? — Quel est leur effet?

CHAPITRE VIII.

Soins que réclament les sens de la vue, — de l'ouïe, — du goût, — de l'odorat, — du toucher. — Importance de la propreté. — Des rapports du corps et de l'âme, et de l'influence des vices sur la santé.

1. Le travail étant une nécessité de notre nature, nous devons en conclure qu'il est de la plus haute importance de conserver en bon état les *sens*, ou les organes au moyen desquels nous communiquons avec tout ce qui nous entoure, et que nous pouvons regarder comme les plus précieux instruments de l'industrie que nous exerçons.

2. *Sens de la vue.* Ce sens peut être altéré par un grand nombre de causes, telles que les veilles prolongées, le travail à une trop vive clarté ou sur des objets très-délicats, l'exposition fréquente à un soleil ardent réfléchi par le sable, etc.

Des lavages fréquents à l'eau fraîche remédieront à la fatigue des yeux, et les débarrasseront, s'il en est besoin, de la chassie qu'on y observe souvent, surtout chez les enfants. — Les lunettes dites *conserves* soulagent les vues affaiblies par l'âge. — Les verres colorés tempèrent l'éclat d'une lumière trop vive.

3. *Sens de l'ouïe.* Il ne faut pas négliger, dans les soins de propreté à prendre, de débarrasser de temps en temps le conduit extérieur de l'oreille de la matière jaune qui s'y dépose, et dont l'accumulation peut devenir une cause de surdité.

4. *Sens de l'odorat.* Se garder de l'habitude malpropre, et même nuisible par l'irritation qui en résulte, qu'ont beaucoup d'en-

fants de porter constamment leurs doigts dans leur nez, est la seule recommandation essentielle que nous ayons à faire ici.

5. *Sens du goût*. La bouche, la langue et les dents se recouvrent, surtout pendant le sommeil, de sécrétions ou humeurs dont il faut les débarrasser, en se rinçant tous les matins la bouche avec de l'eau fraîche et en se frottant les dents avec une brosse. Ces soins contribueront à conserver longtemps ces organes, dont l'intégrité est si nécessaire à une bonne digestion, à la prononciation et à la pureté de l'haleine.

Nous en prendrons occasion pour nous élever contre une habitude malheureusement trop répandue de nos jours : nous voulons parler de l'habitude de fumer ou de mâcher du tabac, source d'inconvénients graves; nous allons en dire la raison.

D'abord la salive imprégnée des sucs excessivement âcres contenus dans cette plante doit, en arrivant dans l'estomac, irriter à la longue cet organe. Ensuite ces mêmes sucs, en contact réitéré avec le tissu délicat de la langue et des lèvres, ont fini par y produire, chez quelques fumeurs invétérés, des maladies graves. Enfin la fumée qui s'exhale, portée dans les poumons, y exerce une action malfaisante qui se réfléchit sur le cerveau et sur les nerfs. Cela est assez manifeste par le malaise qu'éprouvent les personnes qui fument pour la première fois, et même les ouvriers qui commencent à travailler dans les manufactures de tabac. — Les inconvénients que nous venons de signaler sont d'autant plus à redouter que l'âge est plus tendre, et par conséquent le système nerveux plus impressionnable.

6. *Sens du toucher ou de la peau.* Outre l'importance qu'elle emprunte à ses fonctions spéciales, comme siége du toucher, la peau en a une autre encore, comme livrant passage à la transpiration et aux matières qui doivent sortir avec elle de notre corps. Il est donc nécessaire de la tenir dans un état constant de propreté en lavant tous les

jours les parties les plus exposées à être salies, comme le visage, les mains, instruments particuliers du toucher, les pieds, et en prenant de temps en temps des bains. — L'omission habituelle de ces soins est souvent la cause de maladies qui inspirent une grande répugnance.

Tous les jours le palefrenier bouchonne, étrille et lave son cheval, qui n'en est que plus vif et mieux portant ; l'homme vaut-il moins que le cheval ?

7. Il faut, en hiver, prendre les bains tièdes, c'est-à-dire à 30° centigrades environ, d'une demi-heure de durée. En été, on les prendra de préférence à la rivière, sans y rester plus de temps. — Rien ne fortifie et ne délasse mieux qu'un bain frais, mais il ne faut pas y entrer quand on est en sueur.

8. La propreté des vêtements tient à celle du corps. Ceux qui s'appliquent immédiatement sur la peau, et qui s'imprègnent de toutes les humeurs qui en sortent, comme

le linge, la flanelle, doivent être fréquemment lavés. — Il ne faut pas non plus négliger la propreté des coiffures, et celle de la chevelure, qui peut devenir, faute de soins, le siége de maladies opiniâtres et rebutantes.

9. La propreté doit s'étendre également aux autres parties de nos vêtements, rien ne donnant une plus mauvaise idée d'un homme qu'un extérieur sale et en désordre; à nos lits, dont il faut changer les draps et renouveler les paillasses aussi souvent que possible, surtout dans les cas de maladies; à nos meubles, à notre habitation, en un mot à tout ce qui sert à nos besoins, à tout ce qui nous entoure.

10. Il n'est pas nécessaire d'être riche pour être propre. La propreté est le luxe du pauvre; elle suffit pour orner la plus modeste demeure. Rien d'ailleurs n'assure mieux la durée des objets qui servent à nos besoins que leur bon entretien. La malpropreté coûte plus cher qu'on ne pense. C'est

comme la rouille, qui ronge les ustensiles qu'on ne frotte jamais. — Enfin on se porte mieux dans une habitation bien tenue : on s'y plaît aussi davantage. Or, l'amour du foyer est la garantie la plus sûre du bonheur et de la prospérité de la famille. On voit donc que l'hygiène est ici, comme toujours, d'accord avec la morale pour nous tracer nos devoirs [1].

11. Cet accord tient encore aux liens étroits qui unissent l'âme au corps : d'où il résulte que rien n'influe davantage sur la santé du corps que celle de l'âme, et réciproquement. Rien ne fait mieux digérer, ne dilate mieux la poitrine, que le contentement qui naît d'un cœur pur et d'une bonne conscience.

1. Il y a aujourd'hui à Paris et dans plusieurs grands centres manufacturiers des habitations vastes, saines, agréables et commodes, les *cités ouvrières*. Tous ceux qui ont à cœur le bien-être de leur famille et qui comprennent leurs véritables intérêts devraient y aller habiter.

12. Au contraire, une âme corrompue use les organes comme une liqueur corrosive ronge le vase où elle est contenue. Il n'est pas un vice qui ne puisse engendrer cent maladies. — La *paresse* produit celles qu'entraînent l'inaction prolongée du corps et les désordres qui l'accompagnent toujours. — L'*envie*, la *haine*, la *colère*, troublent la raison, minent l'âme et le corps, et ne sont pas moins funestes à ceux qui les éprouvent qu'à ceux qui en sont l'objet. On peut mourir d'un accès de colère. — Enfin l'*intempérance* et la *débauche* ont fait plus de victimes que les maladies les plus meurtrières.

13. Ainsi quand la religion et la morale ne nous inspireraient pas une aversion salutaire pour ces vices, quand le plus simple calcul ne nous en détournerait pas (car ils mènent tous à la misère), l'hygiène seule devrait suffire pour nous en garantir, dans l'intérêt de notre conservation.

Questionnaire.

1. De quelle importance est le bon état des sens au point de vue de notre conservation ?

2. Quels soins faut-il prendre du sens de la vue ?

3.— du sens de l'ouïe ?

4. — du sens de l'odorat ?

5. — du sens du goût ? — Quels sont les inconvénients graves qui résultent de l'usage immodéré du tabac, surtout dans un âge peu avancé ?

6. D'où dérive l'importance particulière qu'a le bon état de la peau ? — Quels soins exige-t-elle ?

7. Quelles règles faut-il observer relativement aux bains ?

8. — à la propreté des vêtements ? — de la tête ?

9. A quels objets doit s'étendre encore la propreté ? — Quels sont les inconvénients de la malpropreté ?

10. Quels sont les avantages de la propreté ?

11. Quelle influence l'âme a-t-elle sur le corps sous le rapport de notre conservation ?

12. Quels sont les résultats ordinaires des vices sur nos organes ?

13. Quelle conclusion y a-t-il à tirer de là ?

CHAPITRE IX.

Des soins à prendre de la santé dans les diverses professions, — dans les professions sédentaires, — dans celles qui exigent un exercice violent, — dans celles qui exposent à une chaleur excessive ou à l'humidité.

1. Parmi les nombreuses carrières que nous pouvons parcourir, il n'en est guère, même parmi les plus enviées, dont l'exercice ne soit susceptible de nous nuire dans un temps plus ou moins long, si nous négligeons, en nous y livrant, les soins que nous prescrit l'hygiène.

2. Puisque c'est là une nécessité attachée à la nature humaine, puisque le travail est la seule voie honorable ouverte devant nous, et que d'ailleurs le fléau de l'oisiveté engendrerait, en s'étendant sur la société, la misère et la ruine universelles, cherchons du moins à nous soustraire, autant que possible, à l'influence nuisible que peut avoir sur

notre santé la profession que nous avons embrassée.

3. Négliger ces soins, s'exposer sans aucune nécessité, par insouciance ou par une sotte bravade, c'est le comble de la déraison. — Il faut même changer résolûment de profession, quand celle-ci est une cause sans cesse renouvelée de maladies.

4. Nos diverses professions nous plaçant dans des conditions opposées ont par là même des effets très-différents sur notre corps. Les unes nous condamnent à une immobilité constante, les autres à un exercice continu ; les unes nous exposent à un air trop chaud, les autres à un air froid et humide ; il en est enfin qui nous forcent à respirer des émanations plus ou moins dangereuses. De là autant de précautions particulières à prendre dans chacune de ces professions.

5. Celui qui exerce une profession sédentaire qui l'oblige à rester assis une grande partie de la journée, comme l'écrivain, le

graveur, le cordonnier, le tailleur, le tisseur, les ouvrières à l'aiguille, etc., ne doit négliger aucune occasion de prendre l'air et de marcher, au lieu d'aller chercher au cabaret des distractions ruineuses pour la santé comme pour la bourse. Il consacrera ses heures de repos, et particulièrement les jours de fête, à faire, en famille, des promenades dont le bon effet compensera l'influence fâcheuse d'une immobilité prolongée.

6. Les professions qui obligent à porter des fardeaux ou à se livrer à des efforts violents, comme celle de portefaix, d'homme de peine; à rester constamment debout, ou à se fatiguer beaucoup, comme celle des cultivateurs, des jardiniers, des terrassiers, des facteurs ruraux, etc., exigent plus que toute autre qu'on ne dépense pas ses forces en travaux immodérés ou en excès qui les ruineraient bientôt complétement. — Qu'on ne l'oublie pas : une saine nourriture est, en pareil cas, bien plus profitable à la vi-

gueur du corps que les boissons spiritueuses qui, à la place de la force artificielle qu'elles donnent momentanément, laissent, surtout si l'on en abuse, un plus grand affaissement. — De l'eau mêlée d'un peu de café ou d'eau-de-vie constitue une boisson légèrement tonique et désaltérante, très-convenable aux ouvriers qui travaillent à l'ardeur du soleil, comme les moissonneurs. — Nous leur recommandons aussi de ne pas s'étendre, ayant très-chaud, sur la terre humide.

7. Les personnes exposées par leurs travaux à une chaleur excessive, comme les verriers, les fondeurs, les forgerons, les boulangers, les cuisiniers, etc., ont tout à redouter des effets d'un régime échauffant et des spiritueux. Des aliments doux et des boissons rafraîchissantes, quelques bains frais pris d'intervalle à autre, telles sont, avec la précaution de ne pas passer brusquement, et sans être suffisamment vêtus, du chaud au froid, les précautions qu'on peut leur indiquer.

8. Beaucoup de professions, d'une nature très-différente, exposent les personnes qui les exercent aux intempéries de l'air. Nous les engageons à relire attentivement ce que nous avons déjà dit (chapitre II) sur les dangers qui résultent des brusques variations de la température et sur les règles d'hygiène relatives aux vêtements.

9. Les mariniers, les pêcheurs, les tanneurs, les blanchisseuses, et en général toutes les personnes soumises à un excès d'humidité, ou obligées de travailler les pieds dans l'eau, combattront l'influence nuisible que cela peut avoir sur leur santé par des vêtements chauds, en laine préférablement, et qu'ils ne laisseront pas sécher sur eux; par une nourriture animale plutôt que végétale, assaisonnée d'un peu de vin pur; par la précaution de ne pas entrer dans l'eau ou dans l'atelier lorsque le corps est en sueur.

Questionnaire.

1. Est-il des professions absolument exemptes d'inconvénients relativement à l'hygiène ?

2. Quel devoir découle de là ?

3. Que faut-il penser de la négligence à se soumettre à ces soins ?

4. Quelles sont les principales circonstances qui influent sur notre organisation dans les diverses carrières ?

5. Quels sont les soins recommandés à ceux qui exercent une profession sédentaire ?

6. — à ceux qui se livrent à des efforts violents ou qui marchent beaucoup ?

7. — aux personnes exposées par leurs travaux à une chaleur excessive ?

8. Quels conseils peut-on donner aux personnes exposées aux intempéries de l'air ?

9. — à celles qui sont exposées à un excès d'humidité, ou qui sont obligées de travailler les pieds dans l'eau ?

CHAPITRE X.

Des soins à prendre dans les professions qui exposent à un air imprégné de poussières, de gaz ou d'émanations délétères. — Conclusion : avantages de la vie des champs.

1. Les émanations auxquelles on est exposé dans un grand nombre de professions sont de diverses sortes : tantôt ce sont des poussières, tantôt des gaz ou des émanations métalliques. Introduites dans les poumons par la respiration, elles ont des effets différents et nuisibles à divers degrés.—Voyons ce qu'il est possible de faire pour les éviter, ou tout au moins pour en diminuer le danger.

2. Plusieurs classes d'artisans, notamment les plâtriers, les tailleurs de pierre, les scieurs de long; ceux qui travaillent le coton, la laine, la plume, les meuniers, les amidonniers, etc., passent une partie de leur vie dans un air chargé de poussières.

Bien que ces poussières n'aient rien de vénéneux ou de malfaisant en elles-mêmes, elles nuisent aux organes de la respiration en y introduisant des matières étrangères.—Avant tout, il ne faut pas, si l'on a le choix, embrasser ces sortes de professions quand on a la poitrine délicate.—Aérer largement les ateliers, ou, si l'on travaille à l'air, tourner le dos au vent; fixer, en travaillant, un bandeau de mousseline au-devant de la bouche et des narines pour arrêter la poussière suspendue dans l'air que l'on respire, voilà les principales précautions à prendre en pareil cas.

3. Les puisatiers, les égoutiers, les vidangeurs, les mineurs, sont exposés à respirer des gaz plus ou moins délétères.

Parmi les plus exposés, on peut citer les ouvriers employés au curage des fosses d'aisances. Les vapeurs qui s'en dégagent sont, en effet, des plus pernicieuses. — On connaît aujourd'hui le moyen d'en détruire l'action malfaisante en jetant dans la fosse des matières désinfectantes, comme le sulfate de fer (30 grammes par litre). Mais comme cette mesure, prescrite par l'autorité dans les grandes villes, est bien rarement appliquée, par malheur, dans les campagnes, il est bon de rappeler aux ouvriers la nécessité d'ouvrir la fosse plusieurs heures avant d'y travailler; d'y brûler de la paille, et de percer lentement avec une longue perche la croûte qui se forme souvent à la surface des matières; enfin de ne descendre dans la fosse qu'après s'être assuré qu'une chandelle allumée ne s'y éteint pas.

4. Il faut prendre des précautions analogues quand on descend dans une mine[1], dans une carrière abandonnée, dans un puits profond, surtout s'il est fermé depuis longtemps; quand on cure un égout, une citerne,

1. Les dangers très-grands que l'on pourrait courir parfois dans les mines, soit par le dégagement, soit par l'explosion de certains gaz inflammables, sont presque toujours prévenus aujourd'hui par des mesures dont nous n'avons pas à parler ici, vu qu'elles sont du ressort des administrations qui régissent ces établissements.

quand on exhume des cadavres d'hommes ou d'animaux. Ceux-ci doivent être, en outre, aspergés avec la solution concentrée de chlorure de chaux.

5. Les personnes qui pansent, abattent ou dépècent certains animaux, comme les palefreniers, les bergers, les bouchers, les équarrisseurs, les tanneurs, les mégissiers, etc., sont exposés à respirer des gaz malfaisants nés de la putréfaction des matières animales, ou à contracter des maladies contagieuses de la plus redoutable gravité.

C'est dans ces professions surtout que les soins de propreté sur notre personne et sur tout ce qui est à notre usage sont de stricte rigueur. Il faut laver ses mains chaque fois que l'on quitte le travail, et se bien garder de les porter au visage pendant le travail auquel on se livre sur des animaux malades ou sur des débris décomposés. On arrosera le sol avec la solution de chlorure de chaux, et la moindre coupure ou écorchure contractée près d'un animal atteint de charbon, de farcin ou de morve sera immédiatement brûlée avec de l'alcali volatil. — Il serait très-imprudent de coucher dans une écurie qui renfermerait des animaux atteints de ces dernières maladies.

6. Des gaz délétères se dégagent aussi du charbon de bois embrasé, des fours à chaux, des lieux où fermentent le vin, la bière, le cidre, etc. — Il faut faire en sorte que des courants d'air fréquemment renouvelés emportent ces gaz à mesure qu'ils se produisent. — On ne doit pas rester penché au-dessus des cuves au moment de la fermentation. — Il est prudent de ne pas travailler seul, afin de pouvoir être secouru immédiatement si l'on en éprouve le besoin.

7. Le travail de quelques métaux, notamment le mercure, le plomb, le cuivre, l'arsenic; la fabrication ou le maniement de plusieurs produits chimiques, tels que les acides minéraux, le chlore, le soufre, le phosphore, exposent à des émanations qui, pénétrant dans le sang par la respiration,

peuvent être la source de maladies fort dangereuses. — Bien que les systèmes d'aération établis aujourd'hui dans la plupart des ateliers aient rendu ces maladies moins fréquentes qu'autrefois, cela ne dispense nullement les ouvriers qui manient ces différentes matières, comme les plombiers, les fabricants de céruse, les étameurs, les fondeurs, les peintres, les doreurs, les teinturiers, etc., de prendre un soin particulier de la propreté du corps par des lotions fréquentes des mains et du visage, par des bains, par le changement de linge aussi fréquent qu'il leur sera possible. Ils s'abstiendront des liqueurs fortes, et ils éviteront de manger dans le lieu où ils travaillent[1].

1. Nous ne pouvions nommer ici les nombreuses professions exercées de nos jours ; mais, ou elles rentrent dans l'une des divisions précédentes, et il n'y a qu'à leur appliquer ce qui s'y trouve ; ou elles ne s'y rapportent pas, alors il n'y a rien de particulier à en dire : il suffit de les rappeler aux règles générales de l'hygiène, applicables à tous les travailleurs.

8. Une conclusion générale qui découle de l'étude des diverses professions exercées par l'homme civilisé, c'est qu'il n'en est pas d'aussi exemptes de dangers que celles qui s'exercent en plein air, et particulièrement la profession si honorable de cultivateur. Respirant continuellement l'air pur de la campagne, exerçant tour à tour ses membres, sans être astreint à rester courbé tout le long du jour sur un métier et à vivre dans l'atmosphère viciée de l'atelier, l'ouvrier des champs acquiert un tempérament robuste qu'on ne voit guère chez l'ouvrier en fabrique. Ils connaissent donc bien mal leurs véritables intérêts ceux qui, en vue d'un gain illusoire aussitôt dévoré qu'amassé, délaissent le village pour ces grandes villes où une population pressée trouve souvent à peine le moyen de subvenir aux premières nécessités de la vie!

Questionnaire.

1. Quelles sont les émanations auxquelles on est exposé dans diverses professions ?

2. Quelles sont les précautions nécessaires aux ouvriers qui respirent un air chargé de différentes poussières ?

3. — l'air chargé de gaz délétères ?

4. Quelles sont les précautions à prendre quand on descend dans les mines ? — quand on cure des puits, des égouts, etc. ? — quand on exhume des cadavres d'hommes et d'animaux ?

5. A quoi sont exposées les personnes qui pansent, abattent ou dépècent certains animaux ? — Quels soins ont-elles à prendre ?

6. Quelles précautions faut-il prendre contre le charbon embrasé et les substances en fermentation ?

7. Quels dangers entraîne le travail sur certains métaux et sur quelques produits chimiques ?

8. Quelle est la conclusion générale à tirer de l'étude des diverses professions dont nous venons de parler ?

QUATRIÈME PARTIE.

MALADIES ET ACCIDENTS.

CHAPITRE XI.

Nécessité de l'hygiène dans les maladies. — Hygiène des malades ; soins dont ils doivent être entourés ; précautions qu'ils ont à prendre.

1. Il ne suffit pas de se garantir de la maladie par une vie tempérante et bien réglée ; il faut encore, quand le mal est venu, savoir ce qu'il est le plus à propos de faire pour le guérir : or, l'hygiène n'est pas moins utile en maladie qu'en santé.

2. N'essayez pas de vous roidir contre la maladie dans le vain espoir de la surmonter : on n'attend pas, pour apporter de l'eau, qu'une maison soit tout en feu. Si vous re-

fusez deux ou trois jours de repos aux organes souffrants, ils en exigeront vingt. Si vous ne combattez le mal à son début, il prendra racine, et l'hygiène aussi bien que la médecine deviendront impuissantes à le vaincre.

3. La nature indique à l'homme qui souffre la conduite qu'il doit tenir. Il est faible, donc il doit se reposer; il ne peut sans douleur faire agir l'organe malade, donc il doit laisser cet organe dans l'inaction; l'estomac répugne à recevoir des aliments, donc il ne faut pas manger.

Si vous n'avez qu'une indisposition, la diète et le repos, aidés de quelque boisson appropriée à votre état, suffiront pour vous remettre. Sinon, vous êtes sérieusement malade, et il vous faut sans retard appeler le médecin.

4. Les malades doivent être placés, autant que possible, dans des chambres bien aérées. Si un air pur est nécessaire pour conserver la santé, il l'est bien plus encore pour la

rétablir. — Trop chaud ou trop frais, il leur serait également nuisible. — On doit donc renouveler plusieurs fois par jour l'air des chambres de malades, surtout dans les maladies contagieuses, et ne pas y tolérer un trop grand nombre de personnes.

5. Une extrême propreté n'est jamais plus nécessaire qu'aux malades et à tout ce qui est à leur usage. C'est un préjugé funeste que de croire qu'on doit les laisser croupir dans la saleté, par suite du prétendu danger qu'il y aurait à les changer de linge. Ce changement, pourvu qu'on y procède avec les précautions convenables, n'est jamais nuisible, et doit être fréquemment opéré, si le malade n'en est pas trop fatigué.

6. C'est faire beaucoup de mal aux malades que de les accabler sous le poids des couvertures, et de leur surcharger la tête d'épaisses coiffures, dans la crainte que la maladie ne *rentre*, ou dans la persuasion qu'on ne peut en guérir que par une forte sueur. — Il faut, à cet égard, consulter le

médecin, et se laisser guider aussi par les sensations du malade, qu'on peut généralement regarder comme trop couvert s'il en éprouve du malaise. Entretenir la chaleur aux pieds est le point capital.

Quant aux sueurs, s'il est nécessaire de les provoquer, il vaut mieux le faire par des moyens doux, tels que les diverses infusions usitées en pareil cas, que par des boissons échauffantes, comme le vin chaud à la cannelle, que beaucoup de gens s'administrent au début de toutes leurs maladies, au risque de les rendre beaucoup plus graves.

7. La plupart des maladies, au moins à leur début, entraînent la perte de l'appétit; souvent même l'estomac rejette les aliments que le malade prend inopportunément. Or, comme on ne vit pas de ce que l'on mange, mais de ce que l'on digère, il s'ensuit que la nourriture prise dans de pareilles conditions est plus nuisible qu'utile. On croit fortifier le malade, et l'on ne fortifie que la maladie. — Les animaux, quand ils sont malades,

refusent toute nourriture. L'homme sera-t-il moins sage que l'animal? — Dans aucune circonstance il n'importe plus de se laisser guider par son médecin et de se conformer rigoureusement à ses avis. Le plus grand nombre des rechutes provient de ce que l'on s'est écarté du régime prescrit.

8. Il faut qu'un malade puisse reposer tranquillement, loin de tout bruit. On doit éviter de parler trop haut devant lui, de l'entretenir de choses qui peuvent l'agiter, lui causer de la peine, ou lui donner des inquiétudes sur sa position.

9. C'est une erreur de croire que l'on passe immédiatement de la maladie à la santé; que les souffrances une fois disparues il n'y ait plus de précaution à prendre, et que l'on puisse retourner à ses travaux, reprendre son genre de vie. Il se passe souvent plusieurs semaines avant que l'équilibre ne soit rétabli. Aussi les *convalescents,* c'est-à-dire les personnes qui sortent d'une maladie, doivent-ils bien se garder de s'ex-

poser trop tôt et sans précautions au grand air ; ils se vêtiront chaudement, ne mangeront qu'avec modération, et ne travailleront que dans la mesure de leurs forces.

Questionnaire.

1. L'hygiène n'est-elle utile qu'en santé ?

2. Est-il bien important de combattre les maladies dès leur début ?

3. Qu'est-ce que la nature nous indique en pareil cas, et quelle est la conduite à tenir ?

4. Quelles sont les précautions à observer relativement à l'air que doivent respirer les malades ?

5. — relativement aux soins de propreté qui leur sont nécessaires ?

6. — en ce qui concerne la manière de les couvrir ?

7. — la quantité d'aliments qu'on peut leur accorder ?

8. — le silence et le calme d'esprit dont ils ont besoin ?

9. Quels soins y a-t-il à prendre au sortir des maladies ?

CHAPITRE XII.

Préjugés concernant les malades. — Maladies des enfants. — Vaccine. — Danger du charlatanisme.

1. Les malades sont souvent victimes de nombreux préjugés. — Les maladies de l'*enfance* sont celles sur lesquelles on voit ces préjugés régner en plus grand nombre. Beaucoup de parents s'imaginent que la plupart de ces maladies proviennent de la *dentition*, et ils en concluent qu'il n'y a rien à faire : comme si les affections qui proviennent réellement de cette cause ne réclamaient pas aussi des soins ! — Ou bien ils attribuent toutes les maladies de leurs enfants à la présence des *vers*, et au lieu de s'adresser à un médecin pour les combattre, ils leur administrent de leur propre mouvement, ou de l'avis d'un pharmacien qui ne peut juger s'il est opportun de le faire, des contre-vers de nature à les rendre souvent plus ma-

lades. — Qu'on le sache donc bien : la plupart des maladies qui atteignent l'homme fait peuvent aussi sévir sur l'enfant; la dentition et les vers n'y entrent que pour une faible partie : il est même des enfants qui n'en ont jamais souffert.

2. Il est aussi des gens qui, fermant les yeux à l'évidence, se posent encore aujourd'hui en détracteurs de cette belle découverte qui depuis plus d'un demi-siècle étend ses bienfaits sur les deux mondes, nous voulons dire la *vaccine*. — Ils lui attribuent les maladies qui surviennent chez les enfants qui ont été vaccinés, comme si le vaccin devait les préserver de tous maux. — Ou bien ils la disent inutile, parce que quelques enfants vaccinés auraient, par exception, contracté la petite vérole. — Mais ces cas, extrêmement rares, tiennent à ce que l'opération a été faite trop tard, ou avec un vaccin altéré, ou à ce que l'on peut, exceptionnellement, contracter deux fois cette maladie. D'ailleurs il ne s'agit, dans l'immense majo-

rité des cas, que de la *petite vérole volante*, maladie sans aucune gravité, et qui ne laisse aucune trace. — Cela est-il comparable aux suites désastreuses de cette affreuse maladie qui, avant la découverte de la vaccine, enlevait en France, année commune, 80,000 individus ; qui, dans l'épidémie de 1798, fit mourir à Paris seulement plus de 13,000 personnes, tandis que le sort de ceux qui survivaient était non moins déplorable, par suite des infirmités de tous genres dont ils se trouvaient accablés !

3. La confiance aveugle qu'inspirent à beaucoup de gens les fallacieuses promesses du charlatanisme peut avoir des conséquences non moins funestes. En effet, nos maladies sont très-nombreuses, leur nature et leurs causes très-variées, les moyens de les combattre très-divers. Il suit de là que la médecine est le plus difficile de tous les arts, et qu'elle exige qu'on unisse au savoir le plus étendu l'expérience la plus consommée. Fuyez donc ces prétendus guérisseurs

qui spéculent impudemment sur la santé de leurs semblables, et dont l'audace n'a d'égale que leur ignorance, et adressez-vous à un vrai médecin, sur la science et la probité duquel vous puissiez compter. Une fois entre ses mains, suivez scrupuleusement ses prescriptions, sans vous laisser détourner par les sots propos des donneurs de conseils qui s'empressent ordinairement autour des malades.

4. On regarderait comme un fou un homme qui chargerait son cordonnier de raccommoder sa montre, ou son tailleur de réparer sa maison, parce que l'on sait que la plus modeste profession exige un long apprentissage. Est-il donc plus sensé celui qui préfère aux avis du savant dont la vie s'est consumée dans l'étude des maladies et des moyens de les guérir, des charlatans sans ave a, des magnétiseurs, des somnambules, des rebouteurs, des consulteurs d'urine, et toute cette foule d'industriels à la cupidité desquels la crédulité humaine fournit une

proie si lucrative? Tel se moque du paysan croyant aux sorciers, aux apparitions, aux secrets, etc., qui ne voit pas qu'il l'égale en crédulité lorsque, ajoutant une foi aveugle aux annonces des charlatans, il s'imagine qu'avec le camphre, la médecine Leroy ou la graine de moutarde il peut guérir de tous les maux!

5. Les préjugés qui infestent la médecine humaine s'étendent jusque sur l'éducation et les maladies du bétail. On voit encore des individus assez ignorants pour attribuer à des sortiléges ou à des maléfices les maladies qui déciment leurs troupeaux, tandis qu'ils pourraient en trouver la cause dans la malpropreté de leurs étables, la mauvaise qualité ou l'insuffisance du fourrage, dans les travaux même dont ils accablent souvent leurs pauvres bêtes de somme. — Qu'ils blanchissent de temps à autre les murs de leurs écuries à la chaux; qu'ils en lavent le sol à grande eau, et donnent une inclinaison suffisante au sol pour l'écoulement facile des

urines; qu'ils nettoient fréquemment les auges, les crèches, et ne donnent pas de fourrages gâtés; qu'ils proportionnent la nourriture au travail, qu'ils isolent les animaux malades de ceux qui sont bien portants, et ils préviendront les épizooties qu'ils redoutent, ou tout au moins ils en diminueront beaucoup les ravages.

6. Il nous resterait encore bien des choses à dire sur les préjugés de toute sorte dont trop de gens sont victimes. Mais comme tous ces préjugés ont une source commune, l'*ignorance*, travaillons avec ardeur à nous instruire, et nous verrons se dissiper au soleil de la vérité cette foule d'erreurs qui obscurcissent l'esprit de leurs ténèbres malfaisantes.

Questionnaire.

1. Quels sont les préjugés les plus communs concernant les maladies de l'enfance?

2. Que faut-il penser des accusations que quelques personnes portent contre la vaccine?

3. Quelles sont les conséquences de la con-

fiance que les gens crédules accordent aux charlatans?

4. Que faut-il penser de ceux qui les préfèrent à des médecins expérimentés?

5. Quelles sont les causes les plus ordinaires des maladies qui règnent sur les bestiaux? — Par quels moyens peut-on les prévenir?

6. Comment parviendra-t-on à dissiper les préjugés dont beaucoup de gens sont victimes?

CHAPITRE XIII.

Premiers secours à donner dans les maladies et accidents. — Chutes et leurs suites; contusions; commotions. — Os cassés, démis ou foulés. — Blessures. — Hémorrhagies. — Hernies. — Brûlures. — Corps étrangers.

1. Nous nous proposons de faire connaître ici les premiers secours à donner dans les maladies ou les accidents qui arrivent journellement et d'une manière inopinée. Ce sont là des choses qu'il ne doit être permis à personne d'ignorer, et qui rentrent à certains égards dans l'hygiène, puisqu'elles sont relatives à notre conservation. Il est

des circonstances pressantes, en effet, où le moindre retard peut occasionner la mort d'un homme, et il n'en est aucune où il n'y ait quelque chose à faire en attendant l'arrivée du médecin.

Nous parlerons successivement des secours à donner dans quelques accidents et maladies, dans les asphyxies, dans les empoisonnements.

2. *Chutes*. Les chutes ont différents résultats selon le lieu d'où l'on tombe, la manière dont s'opère la chute, etc.

Le résultat le moins grave des chutes, ce sont les *contusions*, et les tumeurs passagères qui résultent du sang extravasé sous la peau. Il suffit d'y appliquer des compresses d'eau salée froide.

S'il y a eu commotion ou contre-coup, et perte plus ou moins complète de connaissance, on étendra le blessé dans une position horizontale, on lui fera respirer du vinaigre fort ou de l'ammoniaque (alcali volatil), et quand il aura repris ses sens, s'il lui reste quelque pesanteur de tête, on lui fera prendre un bain de pieds chaud avec addition d'une poignée de cendres, de sel ou de farine de moutarde, et l'on en référera au médecin touchant la nécessité d'une saignée.

3. *Os cassés, démis ou foulés*. Si, par suite d'une chute et de l'impossibilité de mouvoir un membre, on craint qu'il ne soit cassé ou démis, il ne faut pas essayer de le déplacer, ce qui pourrait déchirer les chairs et aggraver le mal; mais il faut attendre patiemment, dans la position où l'on se trouve, l'arrivée d'un chirurgien. — Si cela est impossible, on se fera transporter sur une civière recouverte d'un matelas, puis déposer sur un lit, en donnant au membre blessé la position où l'on souffrira le moins, celle où les muscles sont dans le relâchement, et l'on fera chercher sans délai l'homme de l'art, avant que n'apparaisse un gonflement qui rendrait le pansement plus difficile.

En cas d'entorse ou de *foulure*, il faut plonger immédiatement la partie malade dans l'eau froide, et l'y maintenir une heure et plus ; après quoi on l'entourera de compresses froides ou de cataplasmes froids, en attendant le médecin.

4. ***Blessures***. Lorsqu'une personne est blessée, il faut commencer par découvrir la plaie. Si c'est à la tête, couper les cheveux ras, laver avec de l'eau fraîche la partie malade, et en retirer avec précaution les débris de vêtements ou autres corps qui peuvent s'y trouver. Puis on se contentera, en attendant l'arrivée du médecin, de laisser sur la blessure des compresses mouillées, que l'on renouvellera quand elles s'échaufferont. — Que l'on se garde bien surtout d'y appliquer ces baumes ou ces vulnéraires si vantés dans la médecine des bonnes femmes, et qui ne sont propres qu'à retarder la cicatrisation, en irritant la partie malade. En effet, chez un individu dont le sang n'est pas vicié, une plaie tend toujours à se fermer par les seuls

efforts de la nature. Il suffit pour cela, après l'avoir laissée saigner, d'en tenir les bords rapprochés avec du taffetas d'Angleterre, s'il s'agit d'une simple coupure, ou avec cette toile collante qu'on appelle sparadrap, quand la blessure est plus étendue.

5. *Hémorrhagies.* Si le sang s'écoule avec abondance d'une blessure, il faut, en attendant l'arrivée du médecin qu'on aura été chercher au plus vite, tenir un ou plusieurs doigts fixés sur ou même dans la plaie, au point où l'hémorrhagie paraît avoir lieu; ou bien y appliquer une compresse épaisse, maintenue par une bande fortement serrée.

Si la blessure est à la main ou à l'avant-bras, on fléchira le bras; si elle est au pied ou à la jambe, on fléchira le genou.

Si le sang est noir et coule en bavant, c'est qu'il vient d'une veine : il faut alors comprimer le membre *au-dessous* de la blessure. Si, au contraire, le sang est d'un rouge vermeil et s'échappe en jets saccadés, c'est une artère qui est ouverte, ce qui est beaucoup plus grave : il faut alors comprimer *au-dessus* de la plaie.—Cette compression, qui ne peut guère s'opérer que sur les membres, se fait avec un mouchoir que l'on tord à l'aide d'un morceau de bois en forme de cheville.

Il y a des hémorrhagies qui résultent de la rupture des veines des jambes, distendues par le sang chez les personnes qui travaillent habituellement debout (varices). — On arrête l'écoulement du sang par les moyens indiqués ci-dessus; et, pour prévenir un semblable accident, on fait porter des bas de coutil ou de peau de chien lacés autour de la jambe malade.

Quant aux *saignements de nez*, qu'ils apparaissent d'eux-mêmes ou à la suite d'un accident, il ne faut pas les arrêter si le sang ne s'écoule pas en trop grande abondance. Dans le cas contraire, on appliquera sur le nez et sur le front des compresses d'eau vinaigrée très-froide; on fera respirer un air frais, en maintenant la tête élevée. On pourra même introduire dans les narines un peu de charpie trempée dans une forte dissolution d'alun, en attendant l'arrivée du médecin, si le cas est assez grave pour réclamer son intervention.

6. *Hernies.* Les efforts violents qu'exige l'exercice de nombreuses professions occasionnent des hernies (ruptures), qu'il faut avoir soin de maintenir constamment rentrées avec un bandage approprié. L'omission de cette précaution peut avoir pour résultat des conséquences promptement mortelles, si la hernie sort et, comme on dit, *s'étrangle.* — Il faut, en pareil cas, se coucher sur le dos, les jambes fléchies, et chercher à faire rentrer la tumeur sans efforts. Si l'on n'y réussit pas, appeler sans retard un médecin.

7. *Brûlures.* Lorsqu'on vient de se brûler, la première chose à faire c'est de plonger une heure au moins, si on le peut, la partie atteinte dans l'eau froide, et après

cette immersion l'envelopper avec des compresses mouillées, renouvelées quand elles s'échauffent. S'il se forme des cloches ou ampoules, les percer avec une épingle, pour ne pas enlever l'épiderme, puis recouvrir la brûlure soit avec un mélange d'huile et de blancs d'œufs à parties égales, soit avec de la pomme de terre râpée, ou du coton cardé, qui la sèche promptement.

Le danger du feu qui prend aux vêtements vient ordinairement de ce qu'en courant chercher du secours on active la flamme, qu'on éteindrait promptement si l'on avait la présence d'esprit d'entrer immédiatement dans un lit, de s'envelopper dans une couverture ou de toute autre étoffe assez épaisse pour intercepter l'air.

8. Des *corps étrangers* de différentes natures peuvent, en s'introduisant dans l'intérieur de nos organes, en gêner beaucoup les fonctions.

Pour débarrasser l'*œil* des parcelles minérales ou végétales qui s'y introduisent quelquefois, il faut renverser la paupière inférieure ou relever la paupière supérieure, selon le point où se trouve le corps étranger, et chercher à entraîner ce corps par des lotions abondantes d'eau froide, ou avec un peu de papier roulé en cylindre : si l'on n'y réussit pas, aller trouver le médecin.

On voit parfois des enfants s'introduire dans l'*oreille*, en jouant, des noyaux de cerises, des pois, etc. Il faut se hâter d'en faire l'extraction au moyen d'un cure-oreille enduit d'huile, ou d'injections huileuses que l'on pratique avec une petite seringue à oreille. Ces injections entraînent ordinairement les insectes qui s'introduisent quelquefois aussi dans cet organe. — Quand on n'a pas réussi, on ne doit pas attendre, pour appeler le médecin que le gonflement des parties ou même du corps étranger introduit dans le canal de l'ouïe ait rendu son extraction plus difficile.

Quant aux corps étrangers introduits sous la peau (*échardes, etc.*), il n'est personne à qui le simple bon sens n'indique les moyens à prendre pour s'en débarrasser à l'aide de pinces ou de tout autre moyen approprié à la circonstance.

9. Mais la présence d'un corps étranger, même du plus petit volume, dans les voies aériennes ou le canal de la respiration, a des conséquences bien plus graves encore, puisqu'elle peut amener rapidement la mort par suffocation. C'est ce qui arrive quand on *avale de travers*, c'est-à-dire quand une portion d'aliments destinée à passer dans le canal digestif tombe dans le larynx et la trachée-artère. — Il faut, en pareil cas, examiner d'abord le fond de la bouche. Si le corps étranger, par exemple une arête de poisson, est encore au-dessus du larynx, et qu'on puisse le découvrir en abaissant fortement la langue, on le retire avec les doigts ou avec une pince. Dans le cas contraire, on provoque l'éternument, la toux ou le vomissement, à l'aide d'une barbe de plume dont on chatouille le gosier. Si les

secousses qui en résultent ne déplacent pas le corps qui fait obstacle à la respiration, on doit se hâter de prévenir le médecin, car il peut être nécessaire de recourir à une opération.

Quand la suffocation résulte de ce que l'on a avalé sans la mâcher, ou avec irréflexion, une portion d'aliments trop volumineuse pour descendre dans le canal alimentaire, on administre quelques cuillerées d'huile, ou l'on fait vomir, si le corps étranger ne s'est pas engagé trop loin. Dans le cas contraire, les secours de la chirurgie peuvent ici encore devenir nécessaires.

Questionnaire.

1. Quels sont les premiers secours à donner dans les maladies ou accidents ?

2. Quels sont les résultats des chutes ? — Que faut-il faire en cas de contusion, — de commotion avec perte de connaissance ?

3. Quelle conduite doit-on tenir quand on a un membre cassé, démis ou foulé ?

4. — dans le cas de blessure ?

5. — d'hémorrhagie ? — si le sang vient d'une veine, — d'une artère ? du nez ?

6. Quelles précautions exigent les hernies ?

7. Comment faut-il traiter les brûlures ?

8. Quels résultats peuvent avoir les corps étrangers qui s'introduisent dans nos organes, — dans l'œil, — dans l'oreille, — sous la peau ; — quels sont les moyens de s'en débarrasser ?

9. Que faut-il faire quand on a avalé de travers et que l'on est menacé de suffocation ?

CHAPITRE XIV.

Morsures par des animaux enragés. — Morsures et piqûres par des animaux venimeux. — Le charbon. — La morve. — Le farcin.

1. *Morsures par des animaux enragés.* C'est chez les chiens que la rage est la plus fréquente, bien qu'elle puisse apparaître spontanément chez les chats, les bœufs, les chevaux, etc. Lorsqu'elle se déclare chez un chien, il est d'abord triste et languissant pendant quelques jours : il se cache, recherche l'obscurité, n'aboie plus,

grogne sans cesse, refuse de manger et surtout de boire. Bientôt il quitte la maison de son maître, court de côté et d'autre, et semble parfois chanceler. Son poil est hérissé, sa langue sort de sa gueule inondée de bave, sa queue se recourbe entre ses jambes. Il cherche à mordre tout le monde, même son maître; enfin il succombe au bout de vingt-quatre à quarante-huit heures au plus dans les convulsions.

2. Chez les personnes mordues par un animal enragé la maladie couve ordinairement vingt à trente jours, quelquefois beaucoup plus, avant de faire explosion. Mais il ne serait plus temps à cette époque de recourir au traitement. Il faut, aussitôt qu'on vient d'être mordu, découvrir la morsure, la laisser saigner, l'étancher avec de l'eau salée, et si l'on est éloigné du médecin, appliquer sans hésitation ni retard un fer rougi à blanc[1] dans toute la profondeur de la plaie

1. Le fer dans cet état brûle plus promptement et avec moins de douleur qu'à une moindre chaleur.

et l'y laisser tout le temps nécessaire pour la brûler complétement, c'est-à-dire plusieurs secondes. Si, par suite des sinuosités qu'offre cette plaie, le fer n'y peut complétement pénétrer, on y introduira de préférence un caustique liquide, comme le *beurre d'antimoine*, que l'on trouve chez les pharmaciens, ou, à son défaut, l'*acide sulfurique* concentré (huile de vitriol), que vendent les épiciers. — Le caustique, quel qu'il soit, sera appliqué dans toute la profondeur de la blessure, car on n'aurait rien fait pour sauver le malade si quelques-uns des points atteints par la bave de l'animal n'avaient pas été touchés.

Que l'on ne repousse donc pas, par une pusillanimité que l'on payerait bien cher, ou par une crédulité aveugle dans la vertu de prétendus préservatifs qui n'ont jamais sauvé personne, le seul remède reconnu jusqu'aujourd'hui comme assuré, je veux dire le feu ou les caustiques.

3. *Morsures et piqûres par des animaux venimeux.* La France, jouissant d'un climat tempéré, nourrit fort peu d'animaux venimeux, qui semblent le partage des pays chauds. Il en est cependant dont la morsure ou la piqûre occasionnent des accidents assez sérieux pour réclamer de prompts secours : tels sont la vipère et quelques insectes[1].

Si l'on est mordu par une vipère, il faut faire saigner la plaie, la laver avec de l'eau salée, puis y introduire quelques gouttes d'alcali volatil. — Si la blessure paraît grave, il serait prudent d'y porter le fer chauffé à blanc, ou un caustique, et d'appeler au plus vite un médecin.

4. Les piqûres des guêpes, des abeilles, des frelons, occasionnent quelquefois du gonflement, beaucoup de douleur, de la fièvre. Il faut, en pareil cas, y instiller quelques gouttes d'ammoniaque (alcali volatil).

1. Voir, pour plus de détails sur ces animaux, notre *Petite Histoire Naturelle.*

— Si l'aiguillon est resté dans la plaie, on cherchera à l'en retirer avec une pince fine.

Les morsures d'*araignées,* animaux pour lesquels quelques personnes ont tant de dégoût et de frayeur, ne sont pas dangereuses dans notre pays. Une seule espèce, connue sous le nom d'*araignée des caves,* peut produire du gonflement, une tache livide et un certain malaise. — On traitera cet accident comme le précédent.

5. *Le charbon.* Si, après avoir soigné des animaux malades, ou après avoir manié des peaux d'animaux morts de maladies suspectes, on voit paraître en quelque point de la peau un bouton très-douloureux, entouré d'un cercle violet ou noirâtre, il y a lieu de craindre le *charbon* ou *pustule maligne,* affection redoutable et qui réclame les plus prompts secours. — Si l'on est éloigné du médecin, il faut, en attendant son arrivée, brûler ce bouton avec un fer rougi à blanc ou avec un fort caustique.

6. *La morve, le farcin*. Il est reconnu aujourd'hui que la *morve* et le *farcin*, auxquels succombent beaucoup de chevaux, peuvent se transmettre de cet animal à l'homme, et comme, par malheur, ces maladies une fois déclarées sont ordinairement au-dessus des ressources de l'art, il est indispensable de se soumettre à quelques précautions de nature à prévenir ce danger. —Il faut se laver les mains et le visage après chaque pansement; se garantir du contact de la litière par de la paille fraîche roulée autour des jambes; brûler immédiatement avec le fer ou les caustiques les plaies ou écorchures que l'on aurait pu contracter; enfin il ne faut pas coucher dans des écuries où se trouvent des animaux atteints de ces maladies.

Questionnaire.

1. Dans quelles circonstances se développe la rage? — Par quels signes se révèle-t-elle?

2. Quels sont les premiers secours à donner à une personne mordue par un animal atteint de la rage?

3. Quels sont les ani

maux venimeux de la France?

4. Qu'y a-t-il à faire contre les piqûres de guêpes, d'abeilles, etc.? — contre les morsures de certaines araignées?

5. Comment s'annonce la maladie connue sous le nom de charbon ou pustule maligne?—Quels soins réclame-t-elle?

6. Quelles précautions particulières y a-t-il à prendre contre la morve et le farcin?

CHAPITRE XV.

Soins à donner aux personnes qui perdent connaissance. — Asphyxie par l'eau, — par strangulation, — par la foudre, — par le froid, — par la vapeur du charbon, — par des gaz délétères. — Morts apparentes; devoir des assistants.

1. *Perte de connaissance.* Quand une personne perd connaissance ou tombe en défaillance, il ne faut pas la mettre debout, mais l'étendre horizontalement, et la tête peu élevée, sur le sol ou sur un lit; la débarrasser des vêtements ou liens qui pourraient gêner le cours du sang; lui faire respirer un air frais et des odeurs fortes

(vinaigre, éther, alcali volatil). — Si la connaissance tarde à revenir, appeler un médecin, surtout si les battements du cœur semblent suspendus, comme cela s'observe dans la syncope.

2. La perte de connaissance peut arriver en pleine santé par différentes causes, telles qu'une forte émotion, une frayeur, la vue du sang, une forte chaleur, etc. Elle est souvent aussi la conséquence de diverses maladies, telles que les coups de sang, les maladies du cœur, les convulsions, les attaques de nerfs, l'épilepsie. Mais ces maladies rendant nécessaires les secours de l'art, nous devons nous borner aux avis généraux que nous avons donnés ci-dessus. Ajoutons seulement qu'il faut, dans les attaques de nerfs, convulsions, etc., empêcher que le malade ne puisse, pendant les mouvements violents auxquels il se livre, se frapper contre des corps durs ou tomber de son lit. Enfin si le sang paraît se porter à la tête, on la maintiendra dans une position élevée.

3. On donne le nom d'*asphyxie* à un état de mort apparente résultant de l'interception de l'air nécessaire à la respiration ou des qualités nuisibles de cet air. — Cet état réclame des secours différents selon la cause qui lui a donné naissance.

4. *Asphyxie par l'eau.* Lorsqu'une personne vient de tomber dans l'eau et qu'on l'en retire sans connaissance, on lui fait respirer de l'alcali volatil ; on chatouille l'intérieur des narines et les lèvres avec des barbes de plumes ; on brûle de petits morceaux d'amadou sur le creux de l'estomac, on souffle de l'air dans la bouche ; on débarrasse promptement le corps de ses vêtements pour l'introduire, s'il est possible, dans un lit chaud, où on le frictionne soit avec une brosse, soit avec une flanelle imbibée d'eau-de-vie ; on applique des briques chaudes aux extrémités. Enfin on fait avaler, dès que la connaissance revient, quelques gorgées de vin chaud. — L'emploi de ces secours réclame beaucoup de persévérance. On voit

des noyés ne revenir à la vie qu'après plusieurs heures de soins.

C'est une erreur de croire que les noyés périssent par la grande quantité d'eau qu'ils avalent : la mort résulte de ce que leur respiration est interceptée. Que l'on se garde donc bien de pendre le noyé par les pieds sous prétexte de lui faire rendre cette eau : ce serait l'exposer à périr d'un coup de sang. — Il y a une autre erreur répandue dans le public, et qui fait aussi bien des victimes : c'est qu'on ne doit pas toucher au corps d'un noyé ou d'un homme qui a succombé à une mort violente avant l'arrivée des agents de l'autorité. Une conduite aussi inhumaine ne peut être prescrite par aucune loi.

5. *Asphyxie par strangulation, par la foudre.* Les personnes pendues ou étranglées périssent, de même que les noyés, par l'interception de l'air. — La première chose à faire, en pareil cas, c'est de desserrer le lien qui les étreint ; puis on cherchera à les

ranimer par les autres moyens indiqués ci-dessus. — Une saignée peut être nécessaire, mais c'est au médecin seul qu'il appartient d'en décider.

Les mêmes secours seront donnés aux personnes frappées par la *foudre*.

6. *Asphyxie par le froid*. Lorsqu'un individu exposé à un froid rigoureux n'a pas assez de force pour réagir contre son action, qui tend à suspendre les fonctions de la vie, il tombe dans un engourdissement général qui le porte irrésistiblement à dormir; et s'il ne s'agite violemment pour surmonter ce penchant, il s'endort bientôt d'un sommeil dont il ne se réveillera plus; la mort arrive en peu de temps.

7. Les personnes ainsi frappées d'une mort apparente seront enveloppées dans une couverture, la tête découverte, et transportées dans un local où l'on pourra leur administrer les soins convenables. — On débarrassera le corps de ses vêtements, on le frottera doucement avec de la neige.

Quelques minutes après, on remplacera la neige par des linges trempés dans l'eau fraîche d'abord, puis dégourdie, enfin plus chaude.

Ce n'est qu'après ces premiers secours qu'on pourra exposer le corps à une température élevée. Si on le faisait brusquement, on risquerait d'amener la mort, ou de voir la gangrène se déclarer dans les parties exposées au feu. — On emploiera en même temps les autres moyens applicables dans tous les cas d'asphyxie, et que nous avons indiqués ci-dessus.

8. *Asphyxie par la vapeur du charbon.* Cet accident est très-fréquent, lorsqu'on n'a pas pris la précaution de ménager un courant d'air dans la pièce où l'on se trouve, et la mort en est un résultat trop commun. — Lorsqu'une personne qui se trouve dans un lieu où brûle du charbon éprouve des douleurs de tête, de la difficulté à respirer, ou qu'elle tombe dans un abattement semblable à la mort, il faut la transporter au

grand air, la débarrasser de ses vêtements, puis on lui fera des aspersions d'eau froide sur le visage; on frottera rudement les membres; on dégagera sous le nez quelque odeur forte, comme celle de l'alcali volatil; on chatouillera l'intérieur des narines; on appliquera aux pieds des sinapismes (cataplasmes préparés avec la farine de moutarde et de l'eau légèrement chauffée), ou, à leur défaut, de l'ail pilé qu'on ne laissera pas plus de dix minutes. Souvent une saignée est nécessaire, mais c'est ce dont le médecin seul peut juger.

Ces secours, administrés promptement, seront continués avec persévérance. Ce n'est parfois qu'au bout de quelques heures qu'on fait revenir les malades.

9. Les asphyxies auxquelles sont sujets les ouvriers occupés dans les mines de charbon de terre, fours à chaux, cuves de raisin ou liquides qui fermentent, proviennent de la même cause et demandent des secours analogues. — On se comportera de même

dans les cas d'asphyxie par un air vicié, tel que celui des lieux où se trouvent renfermés beaucoup de personnes.

10. *Asphyxies par des gaz délétères.* Les égouts et les fosses d'aisances dégagent divers gaz qui peuvent être, pendant leur curage, la cause d'asphyxies très-graves. — Les moyens à employer en pareil cas sont les mêmes que ceux que nous venons d'indiquer : exposer l'individu asphyxié au grand air; lui faire des aspersions avec de l'eau froide. S'il a avalé des liquides contenus dans l'égout ou la fosse, le faire vomir avec 10 centigr. (2 grains) d'émétique dissous dans deux verres d'eau tiède.

11. *Morts apparentes.* Diverses sortes de causes, outre l'asphyxie, peuvent donner lieu à un état de mort apparente : telles sont la *syncope*, ou suspension momentanée des battements du cœur, certaines maladies nerveuses, l'apoplexie, le choléra, etc. Il est certain que des personnes crues mortes sont revenues à la vie lorsqu'on allait les

ensevelir ou qu'elles étaient déjà dans le linceul. Il est donc d'un intérêt général de savoir, pour qu'un tel malheur ne puisse arriver, à quels signes certains on peut reconnaître qu'un individu est mort.

12. Les signes que l'on regarde généralement comme dénotant la mort sont : le *refroidissement* et la *pâleur* du corps, l'*aspect terne* de l'œil, la *roideur* des membres, l'*absence de respiration* et *des battements du pouls et du cœur*, et enfin les *taches bleuâtres ou verdâtres* de la peau, conjointement avec l'odeur repoussante qu'exhalent les corps en décomposition. Voyons quel degré de confiance on peut leur accorder.

13. Il n'est pas plus certain qu'on est mort parce qu'on est froid, qu'il ne l'est qu'on est vivant parce qu'on est chaud, car les noyés sont froids, et certains asphyxiés sont chauds assez longtemps après leur mort. — Divers états maladifs, notamment la syncope, peuvent occasionner une extrême pâ-

leur. — Les affections du cerveau produisent souvent, bien avant la mort, l'obscurcissement ou l'aspect terne de l'œil et son insensibilité à la lumière. — La roideur qui apparaît quelques heures après la mort, et qui persiste plusieurs heures, en est certainement un des meilleurs signes; mais il ne faudrait pas la confondre avec la rigidité qui est la suite de certaines convulsions, de l'asphyxie par le froid, etc. — La respiration est momentanément ralentie ou suspendue dans la syncope, etc., au point qu'un miroir placé devant la bouche n'est pas terni. — Les battements du pouls, et même ceux du cœur, peuvent aussi n'être plus perçus, surtout quand on n'en a pas une grande habitude.

Le seul signe certain de la mort est l'apparition des taches qui annoncent la putréfaction, et qui apparaissent en premier lieu sur le ventre. — Mais les règlements de police ne permettant pas toujours d'attendre que ce signe se montre, la prudence, l'humanité, les liens d'affection qui nous attachent à la personne décédée, nous imposent le devoir de faire constater le décès par un homme de l'art. Quand la chose ne sera pas possible, on ne permettra pas l'inhumation sans s'assurer du moins que les signes précédemment énumérés se trouvent réunis. On comprend, en effet, qu'ils acquièrent par leur réunion une valeur que, séparés, ils n'avaient pas.

Questionnaire.

1. Quels soins réclament les personnes qui perdent connaissance ?

2. La perte de connaissance peut-elle arriver en pleine santé ? — Par quelles causes ? — De quelles maladies est-elle la conséquence ordinaire ?

3. Qu'appelle-t-on asphyxie ?

4. Quels sont les secours à donner aux noyés ?

5. — aux personnes asphyxiées par strangulation ? — par la foudre ?

6. Qu'arrive-t-il aux personnes asphyxiées par le froid ?

7. Quels sont les secours à leur donner ?

8. Quels secours réclame l'asphyxie par le charbon ?

9.—par les gaz qui s'échappent des mines de charbon de terre, des fours à chaux, des cuves de raisin, etc. ?

10. — des fosses d'aisances ou des égouts ?

11. Quelles sont les causes qui peuvent donner lieu à un état de mort apparente ?

12. Quels sont les signes que l'on regarde comme annonçant la mort ?

13. Quelle est la valeur de chacun de ces signes ? — Quelle est la conduite à tenir en ce qui concerne la vérification des décès ?

CHAPITRE XVI.

Des substances vénéneuses ou poisons. — Premiers secours à donner dans les empoisonnements. — Poisons végétaux. — Champignons. — Ciguë des jardins. — Poisons minéraux. — Arsenic. — Métaux divers. — Substances caustiques.

1. Il est, dans les trois règnes, des substances qui, mises en contact avec nos organes, y occasionnent des désordres tels, que la mort ou des souffrances excessives en sont le résultat ordinaire. Tel est, dans le

règne animal, le venin de quelques serpents; dans le règne végétal, certains champignons; dans le règne minéral, l'arsenic, etc. C'est ce qu'on appelle des substances vénéneuses ou des *poisons*.

2. Ces substances vénéneuses figurent parmi les produits minéraux employés dans l'industrie, parmi les plantes qui poussent dans les champs ou qui ornent nos jardins; il en est même parmi celles que l'on emploie pour guérir nos maladies. Ainsi tel remède qui, administré d'une manière convenable, soulage nos souffrances, peut amener la mort s'il est donné à des doses trop fortes ou dans des circonstances inopportunes. Cela dénote, pour le dire en passant, l'imprudence des gens qui s'administrent de leur chef des drogues sans avoir pris l'avis d'un médecin, et prouve aussi qu'il ne faut jamais porter à sa bouche des plantes ou des substances dont on ne connaît pas parfaitement les propriétés, ni surtout les laisser à la disposition des enfants.

3. La première chose à faire dans un empoisonnement, de quelque nature qu'il soit, c'est d'expulser la substance vénéneuse avant qu'elle n'ait eu le temps d'opérer ses ravages dans le corps, en faisant sans délai vomir la personne qui l'a avalée. A cet effet, on lui administrera dix centigrammes d'émétique délayés dans un demi-verre d'eau ou, à son défaut, de l'eau tiède en grande quantité; et l'on sollicitera, si cela est nécessaire, les vomissements en chatouillant le gosier avec une barbe de plume. On administrera ensuite des lavements. — Pendant ce temps-là on enverra chercher le médecin.

4. *Poisons végétaux.* Parmi les empoisonnements qui peuvent résulter de plantes vénéneuses, les plus communs et les plus redoutables, parce qu'ils s'étendent ordinairement à plusieurs personnes à la fois et qu'ils ne révèlent pas toujours immédiatement leur action malfaisante, ce sont ceux qu'occasionnent plusieurs espèces de *champignons*.

Bien qu'il existe plusieurs espèces de champignons comestibles, il en est un si grand nombre de vénéneuses, et il est si facile de confondre quelques-unes de ces dernières avec celles que l'on peut manger sans danger, qu'il est plus prudent de s'en tenir à l'espèce que l'on vend sur nos marchés sous le nom de *champignon de couche*, quoiqu'elle soit parfois récoltée dans les prés[1]. — Il faut se méfier, en général, des champignons qui ont une odeur désagréable, un goût amer, une chair molle, qui sont d'un rouge vif ou d'un jaune citron, et remplis d'un suc laiteux.

Ce n'est souvent que plusieurs heures après le repas que se déclarent les premiers signes de l'empoisonnement par les champignons. Il faut, dès qu'on ressent les premières douleurs, et sans attendre l'arrivée du médecin, provoquer le vomissement de la manière indiquée précédemment.

1. Voir, dans notre *Petite Histoire Naturelle*, les caractères des champignons comestibles.

5. La *ciguë des jardins*, violent poison, a tant de ressemblance avec le persil, qu'on peut, si l'on n'y prend garde, cueillir l'une de ces plantes pour l'autre. Toutes deux croissent dans les jardins potagers, ce qui rend la méprise plus facile. — On distinguera néanmoins, avec un peu d'attention, la plante vénéneuse à ses petites fleurs d'un beau blanc, tandis que celles du persil sont d'un jaune verdâtre ; à sa tige, d'un vert bleuâtre, tacheté, tandis que celle du persil est d'un beau vert, ainsi que ses feuilles. Un caractère plus frappant encore, c'est l'odeur de ces plantes, froissées entre les doigts : celle de la ciguë est désagréable, tandis que l'odeur aromatique du persil n'a rien que d'agréable.

La conduite à tenir dans une méprise de ce genre est la même que dans l'empoisonnement par les champignons, en ce qui concerne du moins les premiers secours[1].

1. Nous n'avons dû parler ici que des plantes qui se trouvent partout, et qui occasionnent les

6. *Poisons minéraux*. Parmi les poisons minéraux, l'un des plus répandus, et l'un de ceux par conséquent qui occasionnent le plus grand nombre de malheurs, c'est l'*arsenic blanc*, ou cette poudre blanche que l'on vend sous le nom de *mort aux rats*, et que l'on a quelquefois prise pour du sucre.

Voici les caractères auxquels on le reconnaîtra : il est plus pesant que toutes les poudres auxquelles il ressemble, et notamment le sucre. Jeté sur des charbons ardents, il répand des vapeurs blanches ayant une odeur d'ail. — Il en est de même pour l'*arsenic noir*, désigné vulgairement sous le nom de *poudre à tuer les mouches*.

accidents les plus fréquents. Quant aux empoisonnements résultant des plantes vénéneuses qui se trouvent dans les jardins, dans les champs, chez les pharmaciens ou les droguistes, et que nous avons cités dans notre *Petite Histoire Naturelle*, les premiers remèdes qu'ils réclament sont indiqués au paragraphe 3 ci-dessus.

Si l'on se trouvait dans le cas de secourir une personne empoisonnée par l'une ou l'autre de ces substances, on lui administrerait un ou deux litres d'eau, dans lesquels on délayerait trente à quarante grammes d'une poudre blanche, la magnésie calcinée, que l'on trouve chez tous les pharmaciens. —A défaut de cette poudre, on ferait boire de l'eau tiède en abondance et l'on donnerait des lavements.

7. Nous devons rappeler ici combien il importe de veiller à ce que les casseroles de *cuivre rouge* ou *rosette*, en usage dans la plupart des ménages, soient bien étamées, sinon lorsqu'on y mettra du vinaigre, de l'oseille, ou toute espèce d'acide, il s'y formera du vert-de-gris; ce qui arrivera pareillement si l'on y laisse refroidir les aliments qui y ont été cuits, et surtout des corps gras. Ainsi, on a vu des personnes fort incommodées pour avoir mangé des cornichons ou de la salade assaisonnée avec du vinaigre contenu dans des vases de ce métal. — Il y a aussi

une autre espèce de vert-de-gris qui résulte de l'action de l'air humide sur le cuivre.

Si l'on éprouve des coliques, des vomissements qu'on puisse rapporter à une semblable cause, il faut délayer une douzaine de blancs d'œufs dans deux litres d'eau, et en boire un verre toutes les deux ou trois minutes. A défaut d'œufs, on boirait du lait, puis on prendrait des lavements.

Le *zinc*, utilement employé à faire des baignoires, etc., doit être proscrit comme ustensile de cuisine, car l'expérience prouve que les acides l'attaquent et le rendent vénéneux.

8. Nous réitérerons les mêmes recommandations à l'égard des ustensiles de *plomb*. Si l'on ressentait des coliques, et que l'on eût quelques motifs pour les attribuer à une semblable cause, il faudrait administrer trente à quarante grammes de sel de Sedlitz (sulfate de magnésie), ou, à son défaut, quantité égale de plâtre délayé dans un litre d'eau, et donner des lavements.

9. *Substances caustiques*. Le *phosphore* dont on garnit le bout des allumettes chimiques est un poison très-irritant, et dont on doit combattre les effets par des vomissements provoqués avec de l'eau tiède, puis avec des boissons et des lavements adoucissants.

L'empoisonnement résultant de l'*eau de Javelle*, dont on se sert pour blanchir le linge, de l'*acide nitrique* (eau-forte), de l'*acide sulfurique* (huile de vitriol), employés dans la teinture, etc., a pour remède de l'eau dans laquelle on a fait dissoudre quinze à vingt grammes de savon par litre. — La *soude* et la *potasse caustiques*, l'*alcali volatil*, ont pour contre-poison de l'eau vinaigrée.

Ici, comme précédemment, nous avons indiqué les premiers secours à donner en attendant qu'on envoie chercher le médecin, qui seul peut faire connaître la conduite à tenir ultérieurement dans des conjonctures aussi graves.

Nous avons présenté dans ce petit ouvrage les règles les plus essentielles de l'hygiène. Ces règles sont généralement, pour peu qu'on y apporte de la bonne volonté, d'une application facile. Puissent nos jeunes lecteurs s'en souvenir toute leur vie, s'ils veulent conserver la santé du corps, comme on se rappelle les préceptes de la morale pour conserver la santé de l'âme.

Questionnaire.

1. Qu'entend-on par substances vénéneuses ou poisons ?

2. Y a-t-il plusieurs classes de substances vénéneuses ?

3. Quels sont les premiers secours à donner dans un empoisonnement ?

4. Quelles précautions faut-il prendre à l'égard des champignons vénéneux ?

5. A quelle méprise expose la ressemblance du persil et de la ciguë ?

6. Quelles précautions y a-t-il à prendre à l'égard de l'arsenic ?

7. — des ustensiles en cuivre, en zinc ?

8. — en plomb ?

9. Citez les substances caustiques les plus répandues; leurs contrepoisons ?

TABLE DES MATIÈRES.

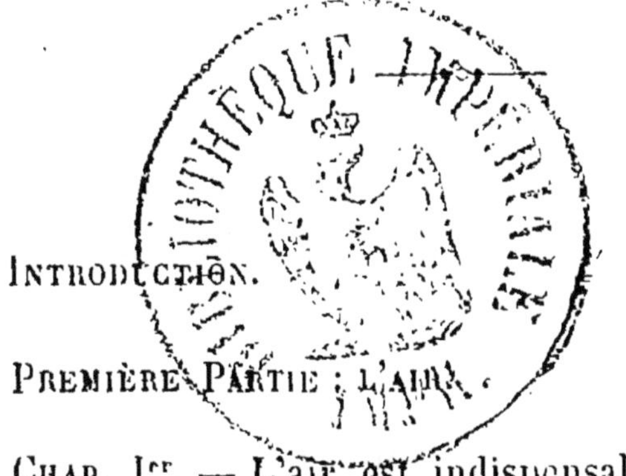

FIN DE LA TABLE.

PETIT COURS D'ENSEIGNEMENT ÉLÉMENTAIRE.

Syllabaire et Premières Lectures, composées de récits amusants, par *M. G. Beleze* : 8e édition ; ouvrage approuvé par le conseil de l'instruction publique ; in-18.

Méthode d'Écriture, instruction, modèles, transparents, par *M. G. Beleze* : 2e édition, avec modèles gravés ; ouvrage approuvé par le conseil de l'instruction publique ; cahier in-4°.

Premiers Exercices de Récitation, à l'usage des jeunes enfants, morceaux choisis de prose et de poésie, par *M. G. Beleze* ; in-18.

Petite Grammaire Française, pour le premier âge, avec exercices élémentaires et questionnaires, par *M. G. Beleze* : 6e édition ; ouvrage approuvé par le conseil de l'instruction publique ; in-18.

Petite Géographie, pour le premier âge, avec questionnaires, par *M. G. Beleze* : 8e édition ; ouvrage approuvé par le conseil de l'instruction publique ; in-18, *avec une carte*.

Petite Histoire Sainte, pour le premier âge, avec questionnaires, par *M. G. Beleze* : 26e édition ; ouvrage approuvé par quarante-deux de NNgrs les archevêques et évêques et par le conseil de l'instruction publique ; in-18, *avec gravures historiques et carte*.

Petite Histoire Ecclésiastique, pour le premier âge, avec questionnaires, par *M. G. Beleze* : 3e édition ; ouvrage approuvé par cinq de NNgrs les archevêques et évêques : 3e édition ; in-18, *avec carte*.

Petite Histoire de France, pour le premier âge, avec questionnaires, par *M. G. Beleze* : 19e édition ; in-18, *avec portraits historiques et carte*.

Petite Arithmétique, pour le premier âge, avec exercices de calcul et questionnaires, par *M. G. Beleze* : 3e édition ; in-18, *avec des figures*.

www.ingramcontent.com/pod-product-compliance
Ingram Content Group UK Ltd.
Pitfield, Milton Keynes, MK11 3LW, UK
UKHW020253250726
13967UKWH00004B/1659